고능 性 탐구

니몸알고 내몸알면

고능 性 탐구

니 몸 알고
내 몸 알면

서주태 · 문경용 · 이승주 지음

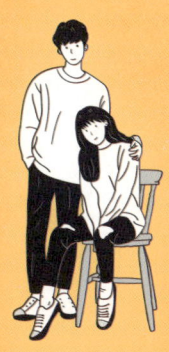

몸을 제대로 알면 마음이 달라집니다

'성교육' 하면 어떤 게 떠오르나요? 남녀의 성기를 설명하기 위해 그린 삽화? 콘돔 사용법? 아니면 '참아라' '상대를 배려하라'는 식의 교과서적 조언?

우리나라만큼 성교육에 대한 학생들의 만족도가 낮은 나라도, 학부모들의 우려와 문제 제기가 많은 나라도 드물 것입니다. 이유가 뭘까요? 지금 진행되는 성교육은 대부분 '하지 마라'는 통제나, '이렇게 하라'는 성생활 매뉴얼에 치우쳐 있기 때문이 아닐까 합니다.

이 책은 기존 성교육의 한계를 극복하기 위해 만들어졌습니다. 더 정확히 말하면 기존 성교육이 미처 다루지 못한 빈틈을 메우기 위해 쓰였습니다.

지금 청소년들에게 가장 필요한 건 '내 몸에서 지금 무슨 일이 벌어지고 있는지', 그리고 '왜 내 감정이 이렇게 요동치는지'를 제대로 아는 일입니다. 몸에서는 '2차 성징'이 나타나고 마음은 '질풍노도'를 달리는 이유를 아는 것입니다. 자신의 몸과 마음을 올바르게 이해해야 성에 대해 스스로 책임 있는 선택을 하는 첫걸음을 내디딜 수 있거든요.

이 책은 사춘기를 지나며 여성과 남성의 생식기관은 어떻게 구조화되는지, 어떤 호르몬이 몸과 감정에 어떤 변화를 일으키는지, 생리는 여성 건강과 어떤 관련이 있는지, 임신은 어떻게 되는지를 알기 쉽게 설명합니다. 특히 호르몬 변화가 이끄는 몸과 마음의 변화를 생식 생리학으로 쉽게 풀어내 청소년들이 자신의 몸을 의학적으로 이해하고, 나아가 타인의 몸과 감정에도 더 섬세하게 다가갈 수 있도록 도와줄 것입니다.

이 책을 읽고 나면 분명 이렇게 말하게 될 거예요. "아하, 그렇구나." 여성과 남성에 대해, 그리고 자기 자신에 대해 비로소 제대로 이해하는 순간이 올 거예요.

몸을 제대로 알면 마음이 달라집니다. 자신의 몸이 얼마나 신비롭고 정교한지 알면 자기 자신을 더 소중히 여기게 됩니다. 당연히 타인의 몸도 가볍게 여기지 않게 되지요. '성'을 함부로 대하지 않게 되는 이유도 바로 거기에 있습니다. 그게 바로 이 책이 말하고 싶은 성교육의 핵심으로, 청소년이 '성'을 더욱 신중하고 진지하게 바라볼 수 있게 해줄 것입니다.

이 책은 한 사람의 지식으로 만들어진 게 아닙니다. 오랫동안 의학 관련 글을 써온 작가와 산부인과 전문의, 비뇨기과 전문의가 함께 의학적으로도 교육적으로도 탄탄한 성교육서를 만들겠다는 의지를 모은 결과물입니다.

청소년을 위한 성교육서이지만 20대 초반의 청년은 물론 성교육을 담당하는 선생님, 자녀와 대화하고 싶은 학부모님들께도 꼭 필요한 책이라고 자부합니다. 모쪼록 이 책이 청소년과 20대 초반의 청년들에게 자기 몸을 알고 마음을 탐색하는 나침반이 되길 바랍니다.

그러면 이제 너와 나, 우리 몸과 마음을 이해하는 여정을 함께 시작해 볼까요?

2025년 11월
서주태 · 문경용 · 이승주

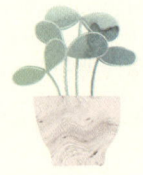

차례

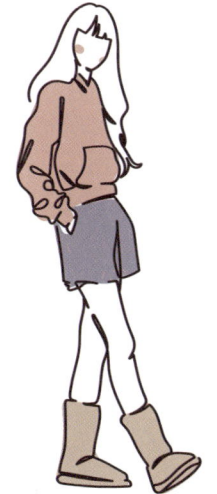

Chapter 2

나는 어떤 남자로 자라고 있을까

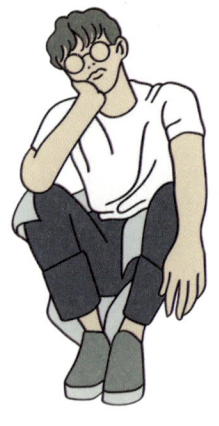

Chapter 3

책임질 줄 아는 사랑

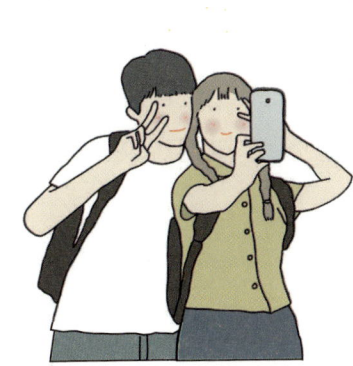

Chapter 1

여성의 몸 건강,
마음 건강

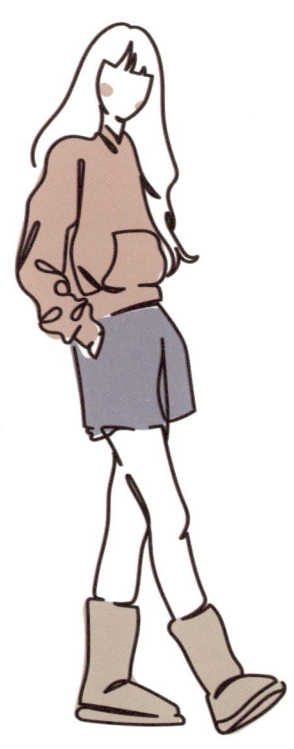

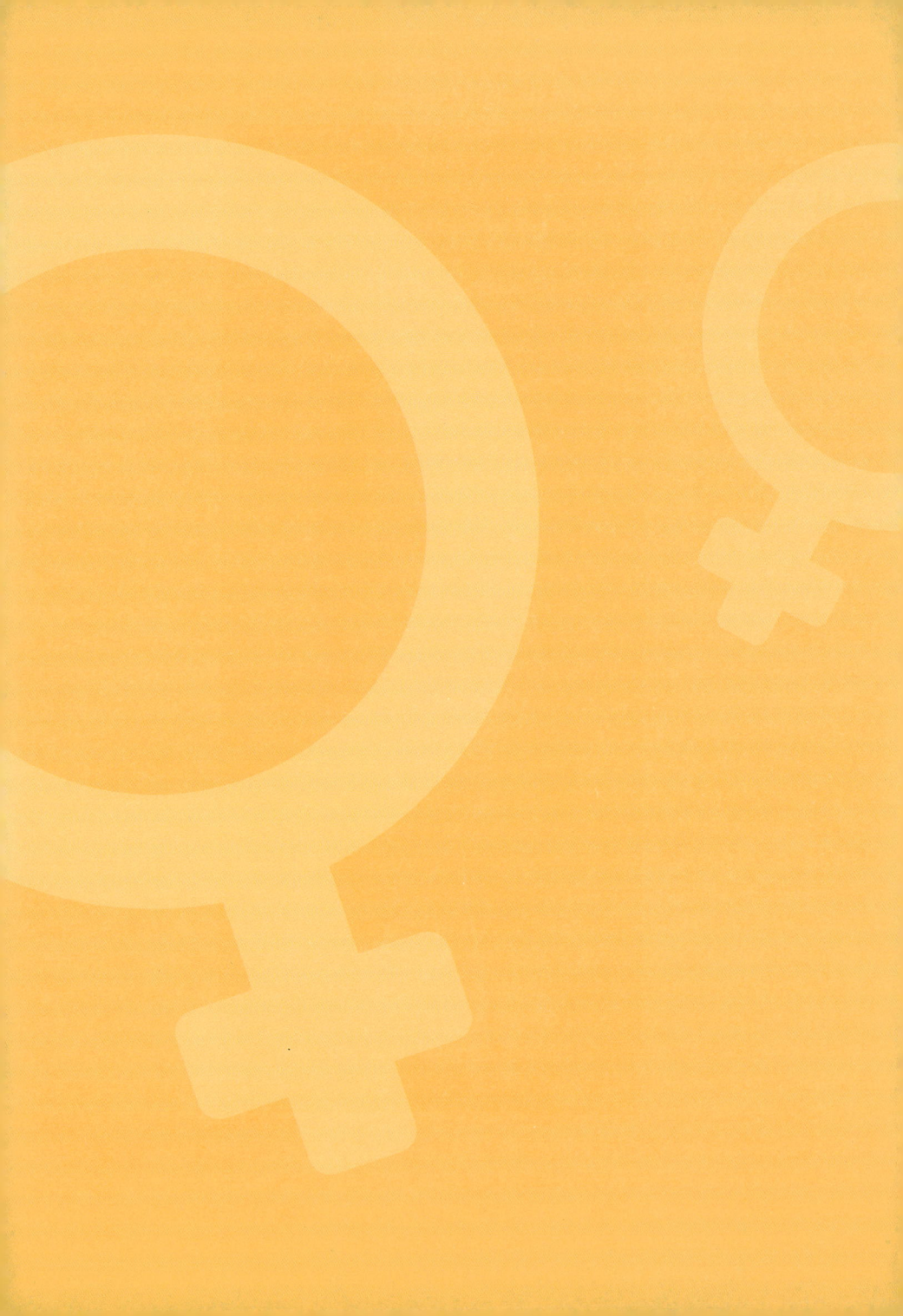

01

여자의 마음이 갈대인 이유

"천 길 물속은 알아도 한 길 여자 속은 알 길이 없다"는 말이 있죠. 남성들로서는 여자 친구는 물론이고 누나, 여동생, 엄마에 이르기까지 정말 그들의 행동과 심리를 종잡을 수 없는 경우가 많아요. 다정한 듯하다가 신경질적이 되고, 털털하다가 어느 날 갑자기 예민해지는 그녀들. 도대체 어떻게 장단을 맞춰야 할까요?

사실 그건 여성 자신도 마찬가지랍니다. "내 마음 나도 몰라"가 여성들의 솔직한 심정이거든요.

여성의 마음과 행동이 '변덕 죽 끓듯' 하는 이유는 있어요. 주범은 바로 호르몬이죠. 여성은 배란 전(A), 배란 후(B), 그리고 생리 기간(C)에 따라 각각 다른 호르몬의 영향을 받습니다.

(A) 에스트로겐의 시간 (감성의 계절)

생리가 끝나고 배란에 가까워질수록 여성의 몸에서는 에스트로겐이 활발히 분비됩니다. 에스트로겐은 난소에서 자라나는 난자와 함께 생성되는 호르몬으로, 감정을 부드럽게 만들죠. 이 시기엔 감수성이 풍부해지고 이해심이 깊어지며 너그러워집니다.

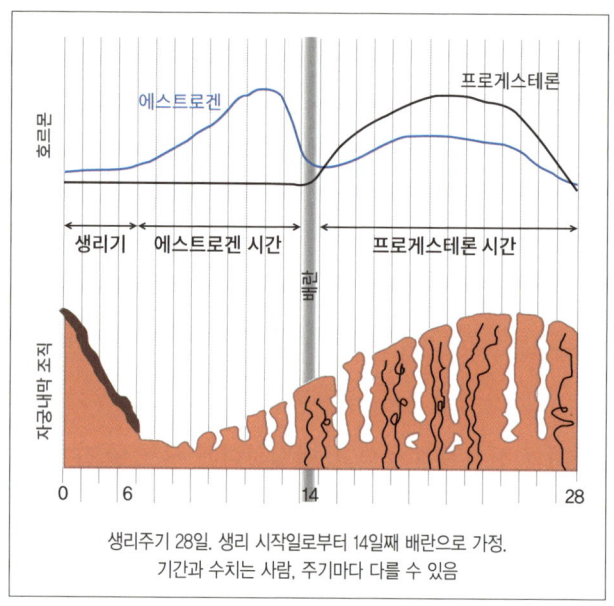

생리주기 28일. 생리 시작일로부터 14일째 배란으로 가정.
기간과 수치는 사람, 주기마다 다를 수 있음

(B) 프로게스테론의 시간 (현실의 안경)

배란이 되고 나면 상황이 달라집니다. 황체호르몬인 프로게스테론이 분비되면서 이 시기 여성은 꼼꼼해지고 조심성이 많아지며 감정보다는 이성이 지배하는 경향이 있어요.

(C) 생리의 시간 (몸도 마음도 예민해질 때)

한 달 중 가장 예민한 시기는 단연코 생리 기간입니다. 뚜렷하게

니 몸 알고 내 몸 알면

상승하는 호르몬은 없지만, 생리통과 생리대 착용으로 인한 불편함
이 스트레스가 되죠. 사소한 일도 크게 느껴지고, 평소엔 웃어넘길
일에도 신경질적으로 반응할 수 있어요. 이 시기의 여성은 상대의
단점이 더 또렷이 보이고, 감정도 쉽게 격해질 수 있습니다.

이처럼 여성의 감정은 단순한 변덕이 아닙니다. 리듬이 있는 변
화이고, 신체와 생명을 이어가기 위한 정교한 작동 시스템의 반영
인 거죠. 여성의 감정은 생명을 품기 위한 리듬입니다. 이제는 그
'변덕'을 두려워하기보다, 존중하고 받아들이는 이해의 언어로 마
주해야 하지 않을까요?

참고로 '히스테리(hysteria)'는 '자궁'을 뜻하는 그리스어 히스
테라(hystera)에서 유래한 것이에요. 과거엔 여성의 감정 변화가
병적인 광란으로 오해받았지만, 지금은 생물학적 리듬으로 인정받
고 있습니다.

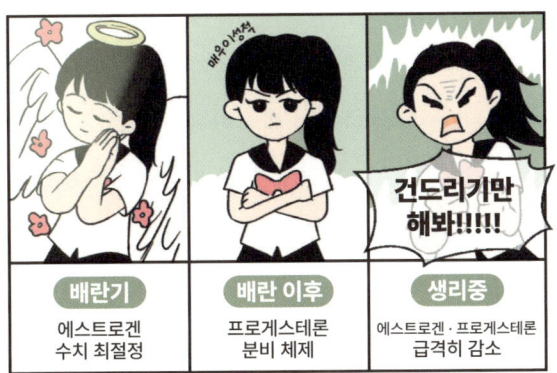

한 달에 한 번, 왜 피가 나오는 걸까요

다들 처음 생리가 터졌을 때의 당황과 충격이 기억에 또렷이 남아 있을 겁니다. 지금까지의 인생에서 가장 큰 사건이었을 테니까요. 그런데 우리는 초등학교 때부터의 성교육을 통해 '생리'라는 개념은 알고 있지만, 어떤 기전으로 내 몸에서 이런 변화가 일어나는지 제대로 알 기회는 없었을 겁니다.

'생리'를 한다는 것은 임신할 몸이 됐다는 뜻입니다. 난소에 있는 난자가 배란되기 시작했다는 것이지요.

생리가 시작되면 뇌하수체에서는 난포자극호르몬(FSH)을 분비하고, 난소는 이 신호를 받아 난자를 키우기 시작합니다. 이때 에스트로겐(E2)이 분비되며 자궁내막을 점점 두껍게 만들어요. 난자와 정자가 결합한 수정란이 자궁에 잘 착상할 수 있는 환경을 준비하는 거죠.

하지만 난자가 다 자라서 배란이 됐는데 정자와 만나지 못해 수정란(배아)이 되어 자궁으로 도착하지 않으면 자궁내막은 더는 두

껍게 있을 필요가 없어집니다. 그러면 두꺼워졌던 자궁내막 세포가 피와 함께 탈락하면서 마치 '슬픈 피눈물'처럼 질을 통해 몸 밖으로 배출됩니다. 이것이 바로 생리입니다.

생리는 배란이 이루어지는 여성이라면 26~35일 주기로 반복됩니다. 즉 1년에 12~13번 생리를 한다는 뜻이지요. 생리 기간은 보통 4~7일 정도 지속됩니다.

만약 생리주기가 40일 이상이거나 지나치게 불규칙하다면, 또는 몇 달에 한 번 생리한다면 반드시 산부인과 진찰을 받아야 합니다. 배란이 정상적으로 이루어지고 있는지 확인해 볼 필요가 있거든요.

생리는 단순히 '엄마가 될 수 있는 몸이냐 아니냐'만의 문제가 아닙니다. 생리가 정상적이지 않다는 것은 몸에 어떤 이상이 있다는 분명한 신호예요. 몸에 더 큰 문제가 생기기 전에 병원을 찾는 게 현명한 대처입니다.

참고로 초경을 시작하는 나이는 인종, 국가, 사회경제적 환경에 따라 달라집니다. 특히 체중, 영양 상태, 만성질환 여부 등이 큰 영향을 줍니다. 유전적 영향도 무시할 수 없어요. 외할머니, 어머니, 이모의 초경 나이도 참고 요소가 되지요.

다만, 외할머니나 엄마 세대보다는 빠를 수 있어요. 잘 먹고 잘 자라면 빨라질 수 있으니까요. 실제로 1920~30년대만 하더라도 평균 초경 나이가 16.5세였습니다. 그런데 1970년대엔 14.4세, 1980년대엔 13.1세, 1990년대 이후는 12.6세로 점점 앞당겨지는 추세입니다. 요즘은 평균적으로 11~15세 사이에 시작해 매달 생리를 하죠.

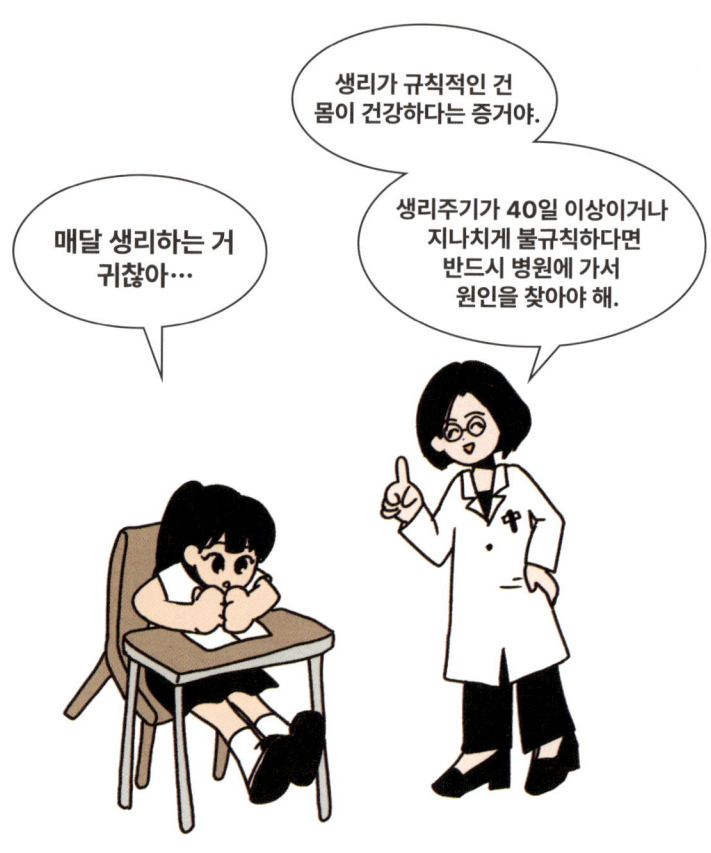

생리통은 그냥 참아야 하는 건가요

생리통은 생리 기간에 자궁이 수축하면서 생길 수 있는 통증(복통, 골반통)입니다. 전체 여성의 절반 정도가 생리 중 통증을 경험하며, 상당수는 매달 반복적으로 겪죠.

여성의 몸은 생리혈을 몸 밖으로 배출하기 위해 자궁내막에서 자궁 수축을 촉진하는 국소호르몬인 '프로스타글란딘'을 분비합니다. 이 호르몬이 과도하게 분비되면 자궁 근육이 지나치게 수축돼 통증이 심해질 수 있어요. 수치가 높을수록 자궁 수축력도 커지고 그만큼 통증도 강해질 수 있는 거죠. 복통 외에도 허리 통증, 설사, 구토, 두통 등을 동반할 수 있어요.

생리통은 크게 두 가지로 나뉩니다.

원발성 생리통은 골반 장기에 이상이 없는 경우이고, **속발성 생리통**은 자궁내막증·자궁근종·선근종 등 생식기 질환이나 기형에 의해 발생합니다. 다행히 10대와 20대 초반에 겪는 생리통은 대부분 원발성입니다. 초경 이후 10년 정도까지는 자궁경관이 좁고 유연성이 떨어져 생리혈이 빠져나오기 어려워요. 그래서 더 강한 수축이 필요하고, 그만큼 프로스타글란딘도 많이 분비돼 통증이 심해지는 경우가 많아요.

또한 이 시기는 신경계가 아직 예민하기에 같은 자극도 더 아프게 느껴질 수 있어요. 게다가 10대 때에는 생리주기와 배란이 아직 규칙적이지 않기 때문에 자궁내막이 불규칙하게 자라거나 탈락하면서 통증이 생기기도 합니다. 생리혈에 혈괴(덩어리)가 많거나 양이 많으면 생리통이 더 심해지거나 생리전증후군(PMS) 증상이 동반될 수도 있고요.

생리통이 심하면 소염진통제(NSAIDs)를 복용하는 것도 방법입니다. NSAIDs는 프로스타글란딘 생성을 초기에 강하게 억제해 자궁 수축을 줄임으로써 통증의 악순환 고리를 끊어줍니다. 이를 통해 자궁의 과민성을 안정시켜 나중에는 약 없이도 견디게 하는 효과를 기대할 수 있습니다.

생리통을 완화하는 방법도 있습니다. 복부를 따뜻하게 온찜질하면 자궁 근육의 긴장을 줄여 통증 완화에 도움이 됩니다. 카페인, 인스턴트 음식, 패스트푸드 섭취는 줄이는 것이 좋고요.

마그네슘 섭취도 효과적입니다. 우리 몸의 필수 미네랄인 마그네슘은 신경조직을 이완시키고, 근육 수축을 조절하는 기능이 있어 생리통을 완화하는 데 중요한 역할을 합니다. 시금치, 아보카도, 바나

나 등에 풍부하게 들어 있으니 생리 기간에 섭취하면 도움이 됩니다.

잠을 충분히 자는 것이야말로 생리통 관리의 기본입니다. 수면이 부족하면 통증에 대한 반응이 예민해지고, 몸의 회복 능력도 떨어지기 때문에 생리통이 더 악화될 수 있어요. 따뜻한 물로 샤워하고 편안한 자세로 푹 자는 것이 진짜 치료일지도 모릅니다.

만약 진통제를 먹어도 통증이 가라앉지 않고 일상생활이 어려울 정도로 아프거나, 생리혈 양이 갑자기 많아지거나, 혈괴가 자주 보이거나, 평소보다 통증이 훨씬 심하다면 단순한 생리통이 아닐 수 있습니다. 이때는 반드시 산부인과 전문의의 진료를 받는 것이 좋습니다.

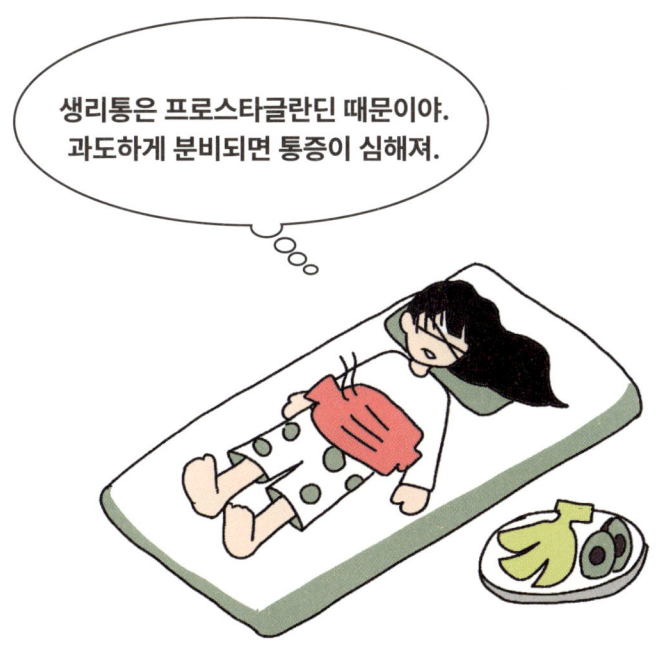

04

생리 기간이면 설사를 해요

생리는 생리혈이 터지는 날을 첫날로 해서 이틀째에 가장 많이 나오고 3일째부터 양이 점점 줄어들죠. 생리혈이 배출되는 기간(생리 기간)은 짧을 수도 있고 길어질 수도 있답니다. 보통 짧게는 3일, 길게는 7일간 이어져요. 만약 8일 이상 계속된다면 '생리 과다'로 봐야 합니다. 내 몸에 무슨 이상이 생긴 건 아닌지 의심해야 하는 거죠.

10대 때는 몸이 자리를 잡아가는 시기여서 호르몬이 불안정해 생리주기나 기간이 들쭉날쭉할 수 있어요. 또 배란이 잘 안 되는 무배란월경일 때는 생리혈이 조금씩 오래 나오기도 하고, 자궁내막이 완전히 떨어지지 않아 출혈이 길어지기도 합니다. 스트레스가 많거나 잠을 제대로 자지 못한 경우, 식사나 운동 습관이 갑자기 바뀐 경우, 살이 갑자기 찐 경우 등도 생리에 적잖게 영향을 줄 수 있고요.

그 외에도 자궁에 혹이 생기는 자궁근종이나 자궁내막이 이상한 곳에서 자라는 자궁내막증 같은 질환이 원인일 수도 있어요.

너무 걱정할 필요는 없지만 생리 기간이 계속 길어지거나 양이 너무 많아 피곤하거나 어지럽다면 산부인과에 가서 확인하는 게 좋아요.

생리 기간에 '설사'로 고생하는 경우도 있는데 '프로스타글란딘' 때문입니다. 자궁 세포에서 만들어지는 생리활성물질로, 생리혈을 몸 밖으로 배출하기 위해 자궁 근육을 수축시키는 기능을 합니다.

그런데 생리 기간에 많이 만들어지다 보니 자궁뿐 아니라 대장까지 수축시킬 수 있어요. 그래서 생리 중에 장운동이 빨라져 배가 부글거리며 복통이 생기거나 심하면 설사 증상이 생기는 거랍니다. 평소보다 장이 민감해져서 자극에 더 쉽게 반응하는 거죠.

그거 아세요? 자궁과 장은 골반 안쪽에 가까이 붙어 있어서 자궁의 움직임이나 염증 반응이 장까지 쉽게 전해져요. 그래서 자궁이 강하게 움직일수록 장도 영향을 받아요. 장이 지나치게 수축하면 수분 흡수가 잘 이뤄지지 않아요. 수분이 많은 음식을 먹은 경우 장에 수분이 많이 남아서 무른 변(설사)을 보게 되는 것이지요.

생리통에 설사로 인한 복통까지 가중되면 몸이 많이 힘들 수 있어요. 이럴 때는 복부 마사지와 찜질이 도움이 됩니다. 복부 마사지는 간단해요. 장의 수축을 막기 위해서 배꼽 주변을 시계 방향으로 문지르거나, 아랫배부터 윗배 방향으로 쓸어 올리듯 눌러주면 됩니다.

안 그래도 생리대 착용으로 인해 불편한데 설사까지 한다면 정말 힘들겠지요? 그러니 생리 기간에는 장에 강한 자극을 주는 맵거나 짠 음식을 삼가는 게 좋아요. 또한 하복부 혈액순환에 방해가 되는 꽉 끼는 옷보다는 편한 걸 입는 게 좋고요.

단 생리 때마다 설사가 너무 심해서 일상생활이 어려운 경우, 혈변이나 심한 복통·고열이 동반된 경우, 생리와 관계없이 설사가 장기간 계속되는 경우는 꼭 병원 진료를 받는 게 좋아요.

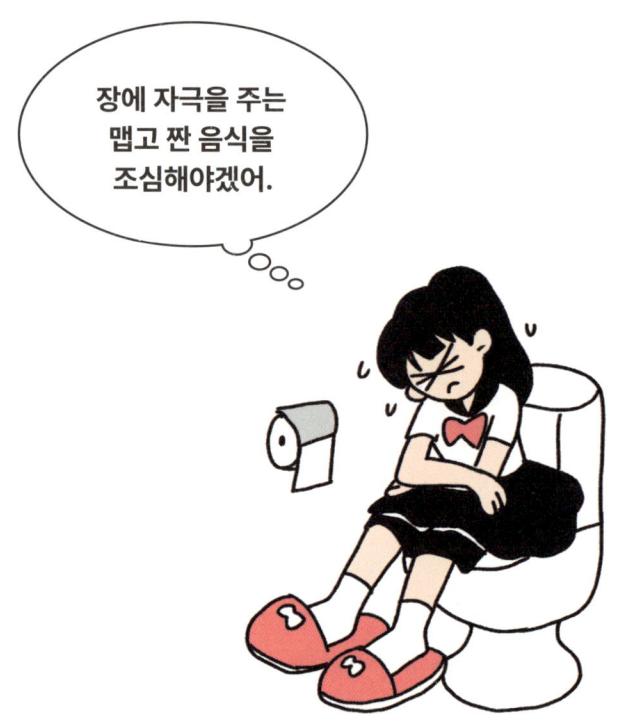

장에 자극을 주는 맵고 짠 음식을 조심해야겠어.

니몸알고 내몸알면

05

생리혈이 너무 많아요

월경은 주기가 26~35일, 기간이 3~7일, 총 생리혈 양이 20~60 *ml*면 정상 범주입니다. 그 외에 생리대 교환 시간(정상은 3시간 이상), 한 주기의 생리대 사용량(정상은 21개 이하), 밤에 생리대 교환 여부(보통은 드물게 교환), 혈전 크기(보통 2.5*cm* 이하)로 판단합니다. 만약 한 월경 주기당 생리혈의 총량이 80*ml* 이상이면 많다고 할 수 있습니다.

초경부터 2년 정도까지는 생리혈이 적을 수도 있고 주기도 불규칙할 수 있어요. 하지만 초경하고 2년이 지났는데도 불규칙하거나 양이 적다면 관심 있게 지켜봐야 합니다. 너무 많으면 2년이 안 됐더라도 검사할 필요가 있고요.

앞에서 설명했듯이 생리혈은 두꺼워졌던 자궁내막 세포가 피와 함께 몸 밖으로 나오는 거예요. 그래서 때로는 커다란 덩어리가 생리혈에 포함될 수가 있어요. 덩어리가 크다면 조직의 양이 많아서일 수도 있지만, 생리혈이 많아 피떡이 져서 그럴 가능성이 큽니다. 하지만 지속적으로 반복된다면 생식기 내(자궁, 난소) 질환을 의심해야 해요.

에스트로겐이 많고 프로게스테론이 부족하면 자궁내막이 과도하게 자라고, 생리할 때 떨어지는 양도 많아질 수 있어요. 드물게는 혈소판 부족이나 혈우병처럼 혈액이 잘 응고되지 않는 체질일 수도 있고요. 가족력이 있는 경우 이를 의심해 볼 수 있어요.

따라서 만약 생리혈이 점점 많아지거나 덩어리가 심해진다, 생리주기가 짧고 양이 매우 많다, 생리 중 빈혈 증상(어지럼증, 심한 피로, 창백한 얼굴)이 나타난다면 꼭 산부인과를 찾아 정확한 원인을 확인해야 합니다.

다만 생리혈 색깔이 검붉다고 해서 걱정하지는 마세요. 공부하는 학생이라면 더더욱 그럴 수 있으니까요. 책상 앞에 오래 앉아 있는 데다 운동이 부족해서일 수 있거든요. 자궁 내에 생리혈이 오래 머물다가 나오면 그렇고, 생리 시작이나 끝 무렵에 양이 적을 때도 색이 어두워질 수 있답니다.

과다월경이 의심되는 경우

- ○ 생리 기간에 생리대를 1~2시간마다 갈아야 할 정도
- ○ 밤에도 생리대를 흠뻑 적시거나 침대 시트에까지 새어 나올 정도
- ○ 동전 크기 이상의 덩어리진 피가 자주 나오고 양도 많을 때
- ○ 생리 기간이 7일 이상 계속될 때
- ○ 생리 중에 어지러움, 피로감, 숨참, 빈혈 증상이 있을 때

생리혈 정상 범위

- 생리혈량: 20~60mL
- 생리주기 : 약 26~35일
- 기간: 3~7일

하!지!만!
- 대형 생리대 2~3시간마다 교체해야 한다?
- 덩어리진 생리혈이 계속 나온다?
- 7일 이상 출혈?
- 어지럼증, 피로, 빈혈 증상 동반?

- 너무 심하면 산부인과 진료를 받아야 해요.

- 10대 후반~20대 중반까지는
  일시적인 호르몬 불균형

- 단순 호르몬 불균형이거나 스트레스,
  다이어트, 수면 부족이 원인

생리대, 아무거나 써도 괜찮을까요

시중에 유통되는 일회용 생리대에서 발암물질이 검출됐다는 뉴스를 종종 접하곤 합니다. 심지어 '유기농'으로 표시된 해외 제품에서 '1급 발암물질'인 벤젠까지 나왔다니…. 평생에 걸쳐 1만 개 넘게 생리대를 사용해야 하는 여성으로서는 어떤 생리대를 써야 할지 걱정되지 않을 수 없습니다.

일회용 생리대를 선택할 때는 가격도 중요하지만, 민감한 부위의 피부에 닿는 것이니까 제품의 질을 꼭 확인해야 합니다. 통기성이 좋은 커버로 Y존에 습기가 차지 않도록 도와주는 제품이어야 합니다. 부드러운 마감 처리로 피부 쓸림을 최소화하고, 생리혈의 빠른 흡수는 물론 새지 않도록 막아주는 커버라면 안심할 수 있겠죠.

어떤 제품이 좋은지 정답은 없습니다. 저마다 체형이 다르고, 생리혈 양이 다르므로 직접 여러 제품을 써보면서 자신에게 맞는 것을 찾는 게 가장 좋아요. 그런 의미에서 시중에 나와 있는 제품을 두

루두루 써보라고 권하고 싶습니다.

생리대에도 유통기한이 있다는 것을 잊지 마세요. 몇 년 전에 사놓은 생리대가 남아 있다면 과감하게 버려야 합니다. 유통기한이 지난 오래된 생리대는 휘발성유기화학물질(VOCs)을 포함한 여러 화학물질에 노출돼 생식기 건강에 나쁜 영향을 미칠 수 있거든요. 화학물질 같은 환경호르몬은 몸 안에서 내분비교란물질이 되어서 생식호르몬 분비에 이상(불균형)을 초래해 자궁내막증 등 각종 생식기 질환을 유발할 수 있어요.

일반 일회용 생리대는 표백제, 합성계면활성제와 같은 화학물질로 만들어져 있어요. 땅에 매립할 경우 자연 분해되기까지 450년 이상 소요된다고 합니다. 소각하면 그 과정에서 발암물질이 대기 중으로 배출되고요. 그래서 최근에는 환경을 생각해 땅에서 빨리 분해되는 유기농 순면 제품이 선호되고 있습니다.

면 생리대는 일회용 생리대와 달리 화학 성분이 없어요. 그래서 사용했을 때 각종 피부질환이 덜하고, 생리통이나 생리혈 냄새가 줄어 생리 기간에 활동이 더 편하다는 후기가 많아요.

면 생리대는 한번 구매하면 몇 년간 재사용할 수 있어서 경제적 장점도 있습니다. 다만 생리혈이 묻은 면 생리대를 매번 세탁해야 하는 번거로움은 피할 수 없어요. 이런 단점을 보완한 일회용 면 생리대도 있어요. 최근엔 흡수체(패드)까지 화학 성분이 없는 면으로 되어 있으면서 흡수력도 높아지는 등 점점 기능과 품질이 향상되고 있답니다.

다이어트를 했더니 생리가 멈췄어요

우리나라 청소년의 외모 인식과 건강 수준 실태조사 결과에 따르면 가장 이상적 체형으로 여학생은 '마른 체형'(61.4%)을, 남학생은 '보통 체형'(52.6%)을 선호한다고 합니다. 그래서인지 그리 뚱뚱하지 않은데도 다이어트를 하는 여학생이 많아요. 통계에 따르면 정상 체형인 학생의 42.1%, 마른 체형인 학생의 14.9%가 다이어트를 한다더군요.

문제는 저체중 여학생들까지 몸매 관리를 위해 식이조절과 다이어트를 하는 경우가 적지 않다는 겁니다. 심지어 금식까지 하는 경우도 많다네요.

아무리 몸매가 미의 척도인 세대라 해도 무리한 운동과 절식, 금식 등으로 자신의 몸을 혹사한다면 생리현상에 큰 제동이 걸릴 수 있어요. 무리한 다이어트로 인해 생리불순, 급기야 생리가 끊기는 예는 많고 많아요.

무리한 절식이나 금식으로 인해 영양 공급이 제대로 안 되면 우리 몸은 이를 기근으로 인식하고 가능하면 에너지를 덜 소비하려는 반응을 보여요. '생명 유지'를 위한 필수 기관만 챙기고, 나머지 기관에 대해서는 에너지 공급을 줄이는 거죠.

그렇게 되면 배란을 관장하는 뇌의 시상하부 기능이 떨어져 배란을 조절하지 못하게 됩니다. 당연히 생리현상에 이상이 생기고, 생식기능 저하로 이어지지요. 바라는 대로 마른 몸매가 될 수 있을지는 모르지만 이로 인해 미래에 엄마가 되기 힘든 몸이 된다고 상상해 보세요. 끔찍하지 않나요.

뇌는 우리 몸 전체 에너지의 20~25%를 사용하는 기관입니다. 금식을 자주 하거나 지속적으로 하면 에너지가 부족해져 집중력이 떨어지고 멍해진답니다. 기억력 저하는 두말하면 잔소리고요.

어디 그뿐인가요. 혈당이 낮으면 감정도 불안정해져요. 금식 상태에서는 혈당이 낮아지고, 그에 따라 신경전달물질(세로토닌, 도파민)도 부족해져서 짜증이 늘고, 예민해지고, 불안하거나 우울한 기분이 들 수 있답니다. 잠도 잘 안 오고 피로가 누적되지요. 에너지가 부족한 상태에서는 수면의 질도 낮아지고 체력이 떨어져 낮 동안 무기력, 졸림, 집중력 저하가 생겨요.

그래도 마른 몸매가 되면 좋다고요?

정상 체중보다 15~20% 적게 나가는 상태로 체질량지수 18.5 kg/m^2 미만을 저체중이라고 합니다. 이런 경우는 일반적으로 영양

부족 상태인 경우가 많아요. 면역기능이 떨어지거나, 단백질·칼슘·비타민D 같은 영양소 섭취가 제대로 안 되고 있을 가능성이 크고요. 영양 공급이 부족하면 감기, 결핵 등 감염성 질환에 취약한 몸이 될 수 있어요.

생리와 체중은 알게 모르게 깊게 연관돼 있답니다. 체지방 정도가 17% 미만이 되면 무월경 위험도가 올라갑니다. 규칙적으로 생리를 하려면 22% 이상이 돼야 해요. 무리하게 굶어서 체중 감량엔 성공할지는 모르겠지만 체지방량이 너무 줄어들어 생리가 끊길 수 있는 거죠.

또한 체중 감량에 너무 신경 쓰다 보면 스트레스가 쌓여서 자율신경계 및 호르몬의 불균형을 초래할 수도 있답니다.

니 몸 알고 내 몸 알면

다이어트가 생리를
멈추게 할 수도 있다고?

- 무리한 금식이나 절식 → 몸이 "기근이야!"
  하고 반응
  생존에 꼭 필요한 곳에만 에너지를 보내고
  생식기관은 잠시 꺼버려요.

- 체지방 17% 미만 : 무월경 위험도↑

- 뇌도 굶으면 멍해져요.
  뇌는 에너지 폭식가!
  몸 에너지의 1/4을 뇌가 써요.
  굶으면 → 집중력 저하, 기억력 깜빡, 멍~
  혈당 떨어지면 → 짜증, 불안, 우울까지!

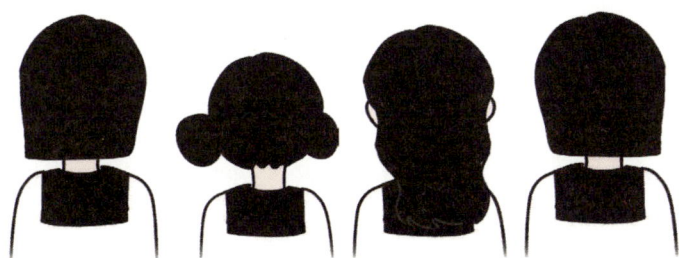

운동을 열심히 했더니 생리가 멈췄어요

다이어트를 위해선 식이조절과 함께 운동이 필수입니다. 체중 감량을 목적으로 운동하다 보면 운동량과 강도를 무리하게 높이는 경우가 많아요. 고도비만이나 과체중이라면 모를까, 적정 체중이나 저체중인데도 무리하게 운동하면 문제가 생길 수 있습니다.

운동과 여성 생리는 밀접한 관련이 있어요. 적당한 운동은 하체 혈액순환이 잘되게 해서 생리 기능을 활발하게 만들지만, 무리한 운동은 생리 기능에 치명타가 될 수 있어요.

무리한 운동은 에너지를 과도하게 소모시켜 몸에 피로가 쌓이게 할 뿐 아니라 성선자극호르몬(배란 등 생식호르몬 분비의 축) 분비에 문제가 생길 수 있어요. 생리불순이 될 가능성이 높아지는 거죠. 마라토너나 체조선수 등 격한 운동 종목의 선수들에게 생리불순이 흔한 것도 바로 이 때문입니다.

또한 운동에 중독(하루 4~5시간 하는 경우)되면 에너지 부족 상태가 되어 우리 몸은 '전쟁 상태'로 인식합니다. 그러면 금식하는 경우와 마찬가지로 생존을 위해 생명 활동에 필수적 기관과 조직으로 피를 더 몰아주거나, 과한 운동으로 상실된 몸 회복에 초점을 두면서 생식 활동에 제동이 걸릴 수 있어요.

격한 운동보다는 걷기가 건강에도, 다이어트에도 훨씬 더 효과적이에요. 무엇보다도 걷다 보면 스트레스호르몬인 코르티솔 수치가 크게 떨어져 기분 전환에 도움이 됩니다. 매일 1시간 이상 걸으면 지방을 태우는 효과도 있고, 고관절 움직임이 좋아지고, 유연성도 향상됩니다.

피로의 주된 원인 중 하나가 근육에 축적된 젖산입니다. 우리 몸에 젖산이 쌓이면 몸이 산성화되지요. 젖산은 운동할 때 많이 나옵니다. 우리 몸은 젖산이 빠르게 제거되도록 설계돼 있지만, 운동 강도가 급격히 높으면 젖산 제거 속도가 생성 속도를 따라가지 못해 근육에 젖산이 축적됩니다. 적당한 운동을 해야 근육에 있는 젖산이 효과적으로 분해되고, 몸은 더욱 단단해지는 거랍니다.

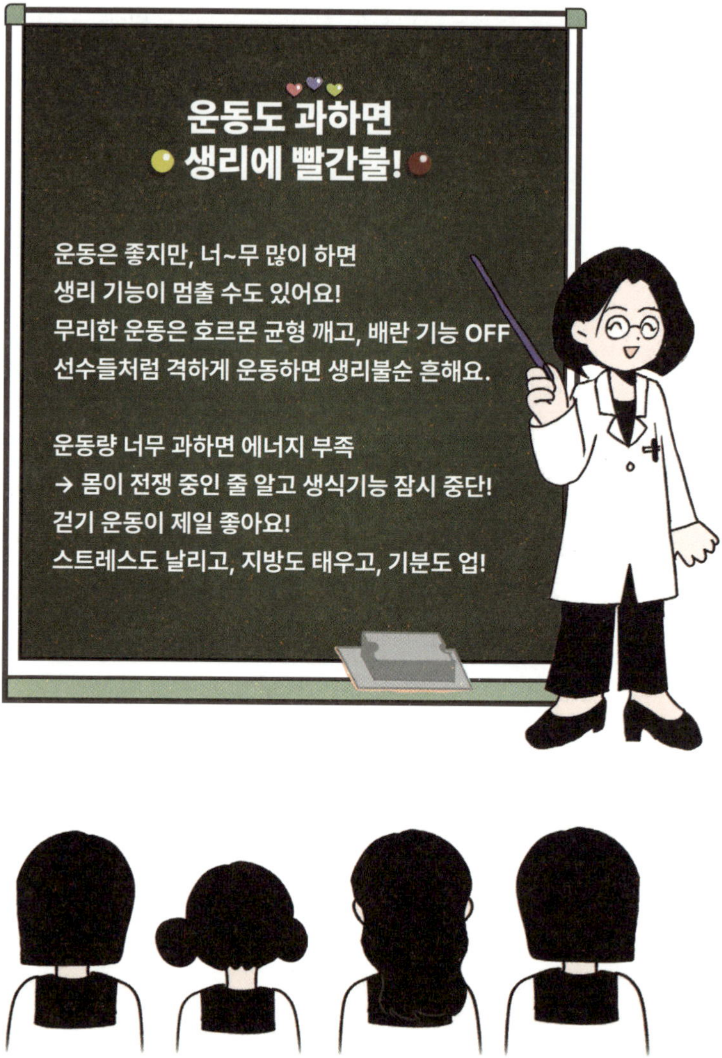

운동도 과하면
생리에 빨간불!

운동은 좋지만, 너~무 많이 하면
생리 기능이 멈출 수도 있어요!
무리한 운동은 호르몬 균형 깨고, 배란 기능 OFF
선수들처럼 격하게 운동하면 생리불순 흔해요.

운동량 너무 과하면 에너지 부족
→ 몸이 전쟁 중인 줄 알고 생식기능 잠시 중단!
걷기 운동이 제일 좋아요!
스트레스도 날리고, 지방도 태우고, 기분도 업!

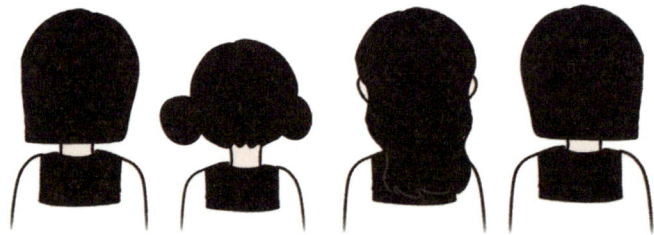

니 몸 알고 내 몸 알면

09

여자인데 왜 이렇게 털이 많을까요

"동심파괴." "여자 고릴라."

인터넷 포털사이트 카페에서는 몸에 털(毛)이 많아 고민이라는 글이 종종 올라옵니다. 여성인데 몸에 털이 많으면 어쩔 수 없이 위축될 수 있습니다. 콤플렉스를 극복하기 위해서 열심히 제모하지만 궁금해집니다. 여성인데 왜 털이 많은지.

여성도 유전적 요인과 체질에 따라서 털이 많을 수 있어요. 가족 중에 털이 많은 사람이 있다면 자연스러운 체질인 거죠. 주로 중동, 인도, 지중해 계열 유전자를 가진 사람들은 털이 진한 경향이 있어요.

여성의 털은 어느 부위인지에 따라 원인이 다릅니다. 팔과 다리의 털이 유전적 영향이라면 특정 부위(겨드랑이, 성기 주위)의 털은 남성호르몬(안드로겐)의 영향이에요. 남성의 경우 2차 성징 후 남성호르몬 분비가 늘어나면서 수염이 나고 몸에 털이 무성해지죠. 여성도 남성호르몬이 소량 분비되는데, 이게 평균보다 많으면 털이 많고 굵고 진해진답니다. 특히 청소년기에는 시험 등으로 스트레스 수치가 높아지면 부신에서 안드로겐 분비가 증가해 털이 진해지고 여드름이 동반될 수도 있어요.

하지만 가장 큰 원인으로 다낭성난소증후군(PCOS)을 꼽을 수 있어요. PCOS는 남성호르몬 과다, 인슐린 저항성, 유전적 요인이 상호작용해 배란 장애와 호르몬 불균형을 초래하는 내분비-대사질환입니다.

비만도 무시할 수 없는 원인이에요. 비만이 인슐린 저항성을 악화시키고, 안드로겐 수치를 높이는 데 영향을 주니까요.

드물게는 내분비 이상으로 털이 많아질 수도 있어요. 부신이나 뇌하수체 종양 같은 호르몬 관련 질환을 의심할 수 있답니다. 어느 날 갑자기 털이 많아지고 생리가 끊기거나 남성화(목소리 굵어짐 등) 증상이 함께 나타난다면 반드시 의사에게 진료와 검사를 받아봐야 합니다.

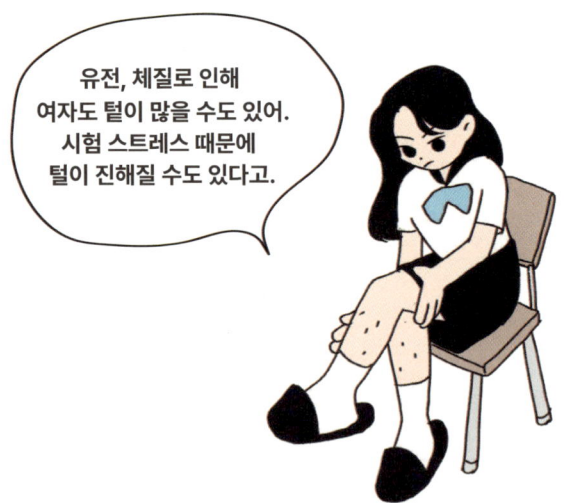

유전, 체질로 인해 여자도 털이 많을 수도 있어. 시험 스트레스 때문에 털이 진해질 수도 있다고.

니 몸 알고 내 몸 알면

10

여드름이 심하고 생리 기간이 너무 길어요

"여드름이 너무 심해요." "그곳(음부)에 털이 너무 무성해요."
"생리를 가끔 해요."

여드름은 사춘기부터 누구나 생길 수 있는 피부 트러블이긴 합니다. 하지만 여드름이 너무 심하다면, 그러면서 생리를 제때 하지 않는다면 다낭성난소증후군(PCOS)을 의심해야 합니다. PCOS의 대표적 증상이 여드름, 다모증, 무월경이거든요.

여성의 몸은 생리가 시작되면 뇌하수체에서 난포자극호르몬(FSH)이 분비돼 난자가 자라고 배란이 됩니다. 임신이 안 됐으면 다시 생리가 시작되는 게 정상입니다. 따라서 생리가 끊겼다는 것은 난자가 자라지 않았거나 배란이 안 됐다는 이야기입니다. 임신도 하지 않은 내 몸에서 왜 이 같은 일이 벌어지는지 살펴봐야 하는 거죠.

희발월경(생리 간격이 40일 이상으로 길어지는 증상)과 무월경(6개월 이상 생리를 하지 않는 증상)은 PCOS의 대표적 증상입니다.

배란 장애는 생리불순은 물론이고 남성호르몬 과다(高안드로겐)로 이어집니다. 남성호르몬이 많아지면 여드름증이 심해지고 특정 부위(겨드랑이와 성기 주위)에 털이 많아지죠. 따라서 생리주기가 40일 이상이면 산부인과를 방문해서 초음파 검사를 해보고, 혈중 남성호르몬 수치도 살펴볼 필요가 있어요.

PCOS로 인한 무월경을 방치하면 자궁에도 이상이 생길 수 있어요. 자궁 내벽이 두꺼워져서 자궁내막증식증이나 자궁내막암으로 진행될 수 있고요. 사랑하는 남자를 만나서 결혼 후 예쁜 아기를 낳고 싶은데 난임으로 고생하면 안 되겠지요?

미혼이라고 해도 PCOS라면 경구용 호르몬제(일명 피임약)를 주기적으로 복용해 생리가 정상적으로 이루어지도록 해야 합니다. 장기간 복용해도 안전하니 걱정하지 마세요.

PCOS 원인은 여러 가지가 있어요. 유전적 성향도 있고, 성호르몬 불균형(남성호르몬 과다), 인슐린 저항성 증가 등이 복합적으로 작용합니다. 잘못된 식습관, 비만은 상황을 더 나쁘게 만들 수 있고요.

특히 비만이면서 생리를 제때 하지 않으면 PCOS일 가능성이 큽니다. 대한내과학회에서는 "PCOS 환자 중 80% 이상이 비만 환자"라고 발표한 바 있습니다.

하지만 너무 걱정할 필요는 없습니다. 혈당을 빠른 속도로 높이는 식단을 멀리하고 운동을 하고 생활 습관을 바꿔 체중을 감량하면 충분히 호전될 수 있으니까요.

식이요법은 매우 중요합니다. 설탕이 많이 들어갔거나 고도로 정제된 탄수화물 음식은 피해야 합니다. 빨리 흡수되는 단순 탄수화물(밀가루, 설탕, 유제품, 감자, 과자, 밀가루로 만들어진 빵 등)보다는 천천히 흡수되고 체내에 쉽게 쌓이지 않는 다당류 탄수화물(식이섬유 위주의 채소, 통곡물 등)을 섭취해야 합니다. 복합탄수화물(다당류)은 소화 흡수가 더뎌서 배고픔이 천천히 느껴지고, 혈당이 적절한 속도로 상승해 인슐린도 적당하게 분비돼서 체내에 쌓이지 않고 배출됩니다. 그래서 지방으로 축적되지 않아 살이 덜 찌게 되지요.

참고로 동양 여성 중에는 마른 체형의 PCOS도 많아요. 체지방이 적더라도 희발생리 혹은 무생리라면 PCOS를 의심해 보아야 합니다. 마른 PCOS도 운동과 식이요법으로 충분히 호전될 수 있습니다.

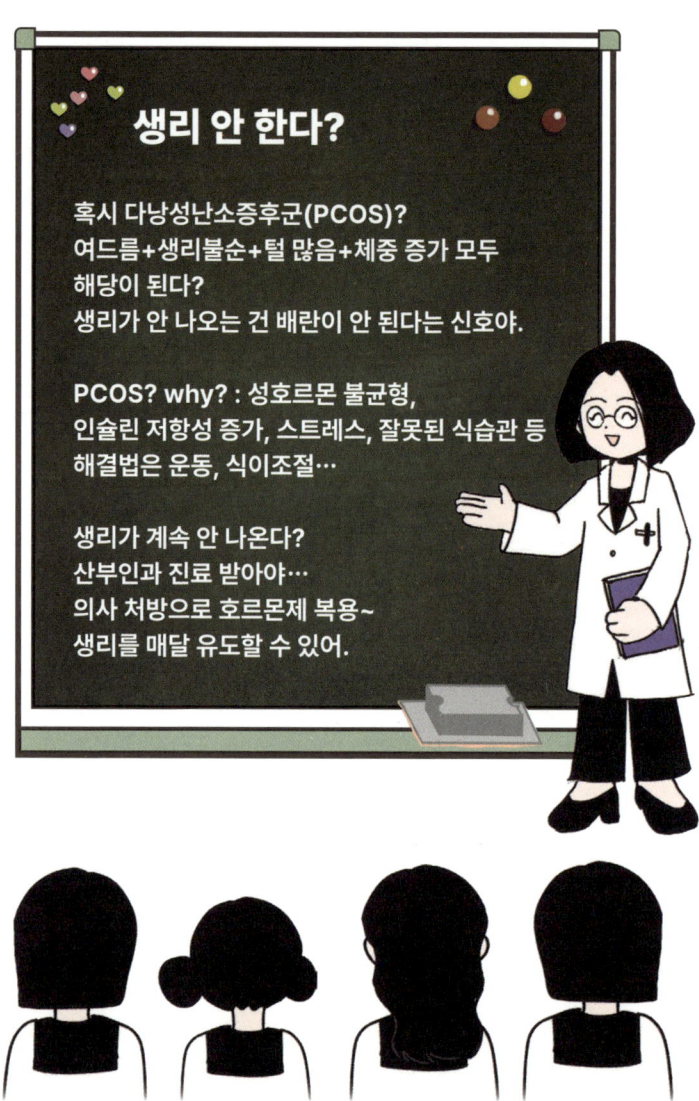

생리 안 한다?

혹시 다낭성난소증후군(PCOS)?
여드름+생리불순+털 많음+체중 증가 모두
해당이 된다?
생리가 안 나오는 건 배란이 안 된다는 신호야.

PCOS? why? : 성호르몬 불균형,
인슐린 저항성 증가, 스트레스, 잘못된 식습관 등
해결법은 운동, 식이조절…

생리가 계속 안 나온다?
산부인과 진료 받아야…
의사 처방으로 호르몬제 복용~
생리를 매달 유도할 수 있어.

니 몸 알고 내 몸 알면

11

다낭성난소증후군이 뭔가요

'다낭성'은 많을 '다(多)', 주머니 '낭(囊)', 즉 난자주머니(난포) 가 많다는 뜻입니다.

난포는 난자를 싸고 있는 주머니입니다. 정상 난포 속엔 한 개의 원시 난자와 난자를 보호하는 액체가 들어 있습니다. 난자가 자라 면서 난포도 커지죠.

난포가 많으면 좋은 거 아닌가 싶겠지만 꼭 그렇지만은 않답니다. 생리를 시작으로 뇌하수체에서 분비하는 난포자극호르몬(FSH)에 의해 처음에는 수백 개의 난포가 자랄 준비를 하다가 모두 도태되고 최종적으로 단 한 개만 최종 성숙해 난자가 배란되는 게 정상입니다.

그런데 여러 개의 난포가 너도나도 조금 자란 상태로 멈춰 어느 것 도 제대로 최종 성숙하지 못한 채 난소 안에 갇혀 옴짝달싹하지 못 하고 있다고 상상해 보세요. PCOS인 여성의 난소를 초음파를 통해 보면 포도송이처럼 난포가 주렁주렁 달린 게 보인답니다.

PCOS는 어떤 이유로 시상하부 - 뇌하수체 - 난소축으로 연결되는 호르몬 분비에 문제가 생긴 것입니다.

다낭성난소증후군(PCOS)은 생리불순이나 희발월경, 무월경 외에도 많은 증상이 동반됩니다. 대표적인 것이 남성호르몬 과다(고안드로겐)증입니다.

여성의 몸에서 남성호르몬(안드로겐, 테스토스테론, DHEA-s) 수치가 높아져 성호르몬 조화가 깨지면 이로 인해 다모(多毛)증, 탈모, 여드름이 심해질 수 있습니다. 따라서 생리주기가 정상적이라 하더라도 여드름이 너무 심하면서 다모증이라면 '다낭성난소증후군은 아닐까?' 의심해 봐야 합니다.

치료는 간단합니다. 무월경이거나 희발월경 상태라면 생리를 매달 할 수 있게끔 호르몬제를 복용합니다.

PCOS로 인한 무월경을 오래 방치하면 미래에 사랑하는 사람과 결혼 후 자칫 난임이 될 수 있어요. 희발월경이어도 계획 임신이 힘들어질 수 있고요.

그뿐이 아닙니다. 중년이 되어서는 제2형 당뇨, 고혈압과 심혈관계 질환, 자궁내막암에 노출될 가능성이 높아질 수 있어요. 실제로 PCOS 여성의 30~50%는 중년 이후에 각종 심혈관질환과 제2형 당뇨병의 위험 요인이 복합적으로 나타날 수 있는 대사증후군으로 이어지는 사례가 상당수랍니다.

다행스러운 점은 PCOS는 운동을 통한 체중 감량, 식이요법 등 생활 습관 변화로 충분히 호전될 수 있다는 것입니다.

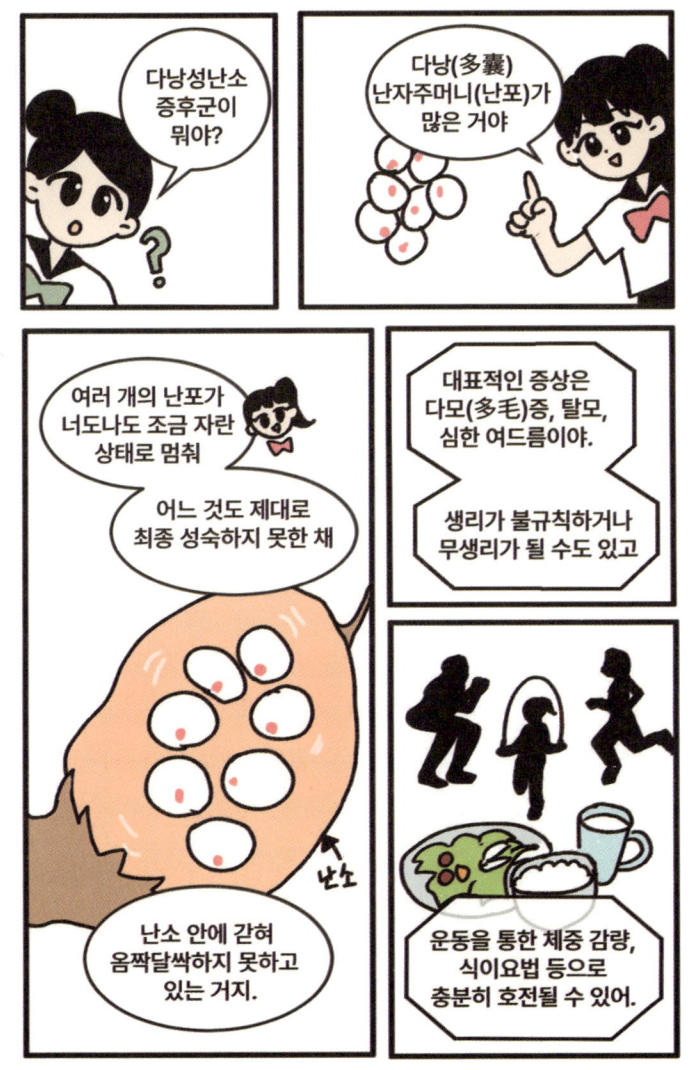

12

내 몸에 생명을 품은 난자가 있어요

인간의 몸에는 수많은 세포가 존재하지만 그중 가장 크고 가장 특별한 세포가 있습니다. 바로 난자(egg)이지요. 난자는 남성의 정자라는 생식세포와 만나 수정하면 새로운 생명의 시작점이 됩니다. 인간 존재의 출발인 거죠.

성숙한 난자는 0.1mm 정도로 크고 둥글어서 현미경 없이 육안으로 보일락 말락 할 정도입니다.

난자는 생물학적으로도 매우 정교하고, 중요한 기능을 가지고 있어요. 인간의 유전정보를 품고 있는 거죠. 우리는 엄마의 난자와 아빠의 정자가 지닌 유전정보가 절반씩 결합돼 만들어진 존재예요. 우리가 엄마, 아빠를 붕어빵처럼 닮은 건 바로 이 난자와 정자의 유전정보를 그대로 물려받았기 때문이랍니다.

그런데 정자는 오직 유전정보(핵 속의 DNA)만 갖고 있어요. 세포질이 거의 없고, 에너지원인 미토콘드리아도 난자에 도달하면 모두 소진돼 버리죠. 반면 난자는 핵 속 DNA는 물론이고 세포질, 미토콘드리아, 각종 효소와 단백질 등을 품고 있어요. 이 에너지원으로 수정란이 세포분열도 하고 자궁에 착상도 되는 거예요. 그러니 정자도 중요하지만 난자야말로 생명을 만드는 가장 중요한 존재라 할 수 있어요.

여성은 엄마의 자궁 안에서 생명으로 잉태될 때부터 난자를 보유하고 있어요. 태어날 때는 난소에 약 100만~200만 개의 미성숙 난자, 즉 원시난포를 가지고 있죠. 하지만 점점 감소해서 사춘기에 접어들 무렵에는 30만~40만 개만 남아요.

그리고 초경을 시작으로 약 40년 동안, 월경주기마다 한 개의 난자를 최종적으로 성숙시키고 배란합니다. 다시 말해서 여성의 난자는 한정 소멸식으로 매달 소진되는 것이지요. 그러다 난자가 거의 줄어들면 생리가 불규칙해지다가 어느 순간 멈추는데 이걸 폐경이라고 합니다.

중요한 사실은 난자는 남성의 정자처럼 새롭게 만들어지지 않는다는 점입니다. 태어날 때 이미 정해진 개수만 존재하며, 시간이 지남에 따라 그 수는 점점 줄어듭니다. 특히 30대 후반부터는 남은 난자의 수뿐 아니라 질도 점차 저하돼요.

그런데 수학적으로 이해가 안 된다고요? 40년 동안 매달 한 개씩 배란되면 어림잡아 500여 개가 배란되는 것인데, 그러면 나머지 수십만 개의 난자는 어떻게 된 건지 의아할 수 있습니다.

그 이유는 매달 배란되는 건 1개뿐이지만, 생리 시작과 동시에 수백 개의 미성숙 난자가 동원되기 때문입니다. 매달 수백 개의 원시난포가 자라다가 중간에 모두 도태되고, 끝까지 성숙한 단 1개의 난포가 터지면서 그 안에 있던 난자가 난소를 빠져나오게 됩니다. 이 과정이 바로 배란입니다. 그달에 자라나는 난자 중에서 가장 우수한 난자인 셈이지요.

배란된 난자는 나팔관을 따라 자궁으로 이동합니다. 이때가 바로 가임기, 임신이 가능한 시기입니다. 그러나 난자의 수명은 그리 길지 않아요. 배란 후 12시간에서 최장 24시간 동안만 생존할 수 있어요. 이 짧은 시간 안에 정자와 만나 수정이 이루어져야 임신이 되는 거죠.

결국 임신은 그달에 자라는 수백 개의 난자 중에서 살아남은 단 한 개의 난자와 사정이 된 수억 마리의 정자 중에서 끝까지 살아남은 단 한 마리의 정자가, 그것도 타이밍이 아주 잘 맞아서 결합했을 때에야 이루어지는 거예요. 이런 희박한 확률로 태어난 당신은 정말 하늘이 점지한, 참으로 고귀한 존재라는 거, 인정할 수밖에 없겠죠?

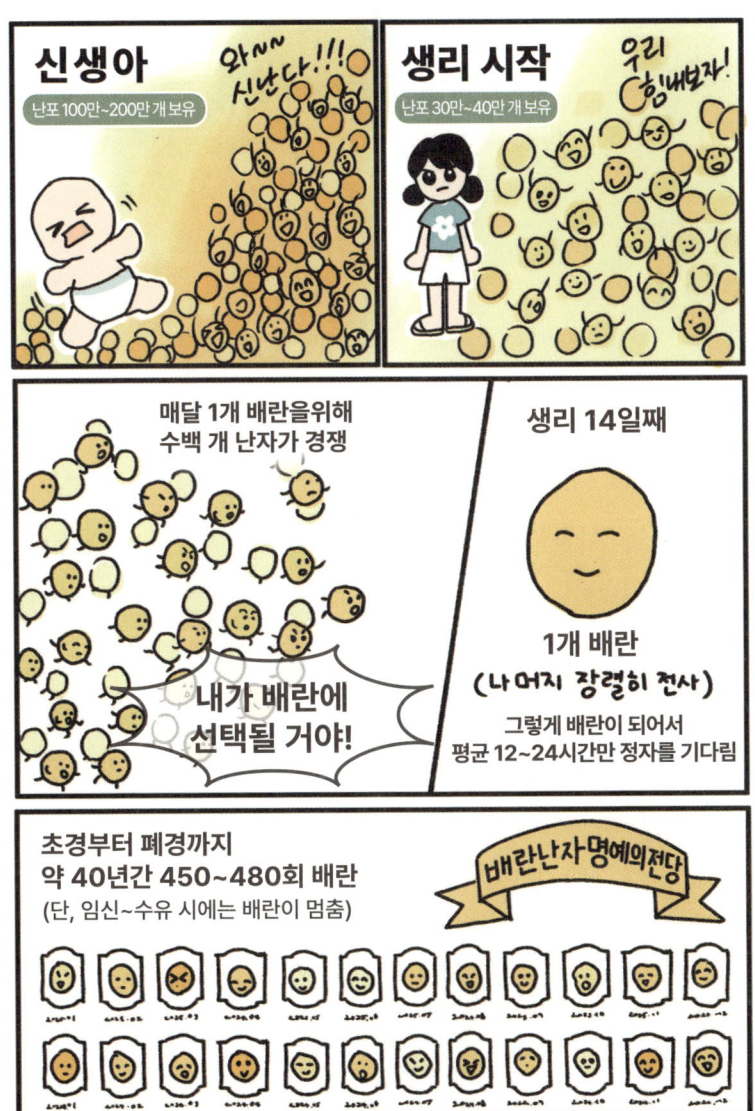

13

난소가 보물 창고인 이유

'곳간(庫間)'은 물건을 간직해 두는 곳입니다. 어떠한 물건인지에 따라 'barn(헛간)'이 될 수도 있고, 'storehouses(보물 창고)'가 될 수 있습니다. "헉, 난소를 설명하는데 왜 영어 단어가 등장하지?"라며 의아하게 생각될 겁니다.

난소(ovary)는 자궁 좌우에 각각 한 개씩 존재하는 아기씨집(알집)입니다. 남성의 정자가 생산되는 곳이 고환이라면, 여성은 난소에서 난자를 보관하고 키웁니다. 생명 잉태의 최초가 되는 소중한 아기씨가 있기에 'barn'의 의미보다는 'storehouses' 같은 곳이라 할 수 있지요.

난소는 난자를 보관하는 곳간 역할만 하는 게 아니랍니다. 초경을 시작으로 쉬지 않고 일해요. 매달 생리를 시작으로 뇌 시상하부, 뇌하수체에서 분비되는 자극 호르몬과 상호작용을 통해 난포(난자)를 잘 성숙시키고, 난자가 어느 정도 자라면 배란을 하죠. 또 난자와 정자가 수정된 배아가 자궁에 착상하면 배아를 키우기 위해 다량의 프로게스테론 호르몬을 분비(태반이 생길 때까지)하고요. 심지어 테스토스테론 등 남성호르몬을 분비하는 역할도 합니다.

이런 중요한 난소에 병변이 생겨 제 일을 못 하게 된다면? 생명 잉태의 꿈을 접어야 합니다. '난 결혼하지 않을 거고, 출산은 더더욱 할 생각이 없는데'라고 생각할 수도 있습니다. 그런 분을 위해서 한 번 더 강조하자면, 난소는 우리 삶에서 아주 소중한 행복과 젊음 유지를 위해 매우 중요한 생식기관입니다.

난소가 없다면? 먼저 무배란·무생리 체제가 되겠지요. 그러면 더 편한 거 아니냐고요? 큰 오산입니다. 이는 곧 폐경을 의미하니까요. 폐경은 곧 노화의 시작입니다. 쉰 살이 넘어서 맞이해야 할 폐경과 노화가 서른이나 마흔에 시작되는 끔찍한 상황을 겪는 겁니다. 뼈가 약해지고, 심장질환과 뇌혈관질환 같은 성인병이 일찍 생길 수 있어요. 따라서 난소에 병변(자궁내막종, 난소기형종, 난소암 등)이 생겼을 때는 수술은 물론 간단한 시술이어도 산부인과 의사와 신중하게 상의해서 치료해야 합니다.

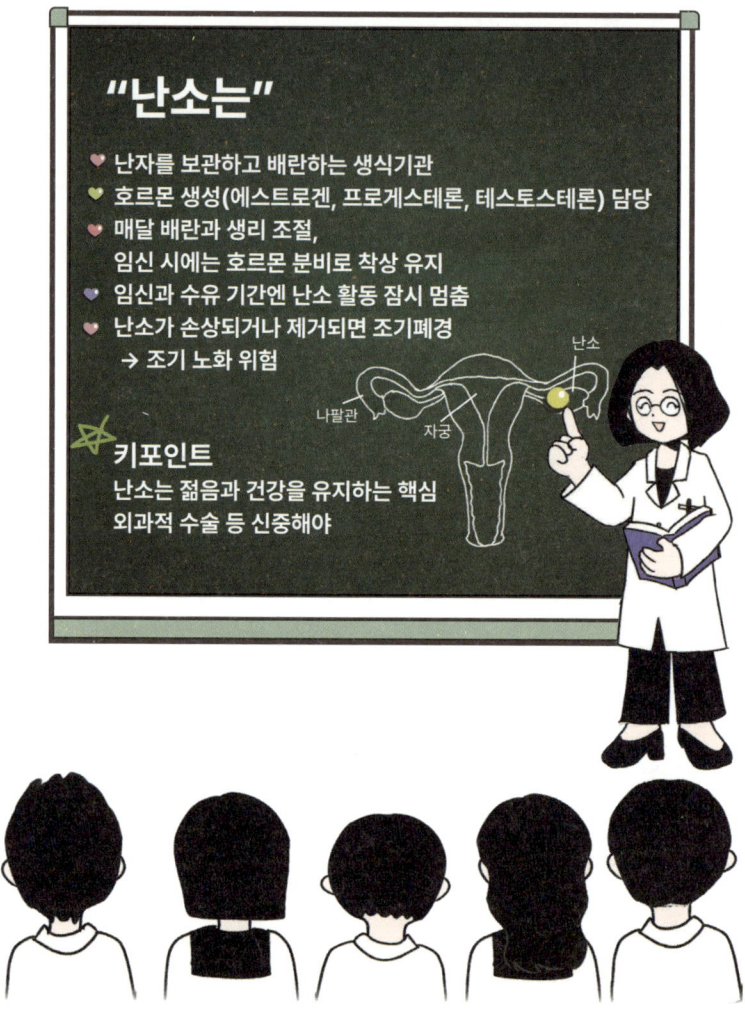

"난소는"

- 🖤 난자를 보관하고 배란하는 생식기관
- 💚 호르몬 생성(에스트로겐, 프로게스테론, 테스토스테론) 담당
- 🖤 매달 배란과 생리 조절,
  임신 시에는 호르몬 분비로 착상 유지
- 💜 임신과 수유 기간엔 난소 활동 잠시 멈춤
- 🖤 난소가 손상되거나 제거되면 조기폐경
  → 조기 노화 위험

⭐ 키포인트
난소는 젊음과 건강을 유지하는 핵심
외과적 수술 등 신중해야

나팔관 자궁 난소

니 몸 알고 내 몸 알면

14

초경을 하면 임신이 가능한가요

월경(생리)이 시작됐다는 것은 난자가 배란되기 시작했다는 뜻이고, 이 난자가 정자와 결합해 수정이 일어나 자궁 내벽에 착상하면 임신이 되는 거예요. 착상된 수정란은 모체로부터 영양을 공급받으며 태아로 발육하는 과정을 거치게 됩니다.

따라서 임신은 시간(배란)과 상황(난자와 정자의 결합)이 맞아떨어져야 이루어지는 것이지만, 여성은 초경(첫 생리)이 시작됐다면 임신이 가능한 몸이 됐다고 볼 수 있습니다.

하지만 중요한 건 '가능하다'와 '해도 된다'는 다르다는 점이에요. 의학적으로는 몸과 마음이 충분히 성숙한 상태에서 임신하는 것이 안전해요. 일반적으로는 20세 이후, 특히 25~32세 사이를 가장 건강한 임신 시기로 보고 있어요.

그 이유는 생각보다 많고, 또 꽤 심각하답니다.

가장 먼저, 10대 여성의 몸은 아직 발달하는 중이에요. 의학적으로 10대의 신체는 아직 완전한 생식기능과 골반 구조를 갖추지 못한 미성숙 단계라 할 수 있어요. 자궁도, 골반도, 뼈도 완전히 성숙하지 않았어요. 생식기 해부학적 구조 자체가 아직 '임신을 감당할 준비가 덜 된 상태'인 거죠.

아기를 품고, 낳고, 돌보는 데 필요한 신체의 준비가 덜 된 상태에서 임신하면 난산 위험이 훨씬 크고, 유산이나 조산도 잦아요. 특히 골반은 성장판이 닫히기 전까지 계속 자라고 확장합니다. 그런데 어린 나이에 임신하면 출산 시 태아의 머리 크기에 비해 산도(태아가 나오는 통로)인 골반 출구의 크기와 유연성이 충분하지 않아 난산(dystocia)하는 경우가 많아요.

영양학 측면도 간과할 수 없어요. 10대는 신체가 성장하는 시기예요. 키가 크고, 몸이 자라고, 뇌가 발달하는 시기죠. 칼슘, 철분, 단백질 등 주요 영양소가 자신의 성장을 위해 우선적으로 사용돼야 하는 시기입니다. 그런데 임신하면 이 모든 영양분을 아기와 나눠야 하니까 엄마도 태아도 제대로 성장하기 어려워져요. 태아가 요구하는 대사에너지를 충족시키는 게 어려운 거죠.

그래서 10대 산모는 빈혈, 저체중, 영양실조 등에 노출되기 쉬워요. 태아 역시 성장 지연으로 인해 저체중 출생아가 될 확률이 높고요. 몸도 부족하고, 영양도 부족하고, 거기에 책임까지 감당해야 하니…, 이건 정말 쉽지 않은 일이겠지요?

마음은 더 준비가 안 됐어요. 정신적·사회적 성숙도가 임신과 출산을 감당하기에 충분하지 않아요. 청소년기는 정체성 확립과 감정 조절 능력이 발달하는 시기인데, 임신이라는 강한 스트레스 요인은 산전 불안, 산후우울증, 산후 정신병까지 유발할 수 있답니다.

생각해 보세요. 감정의 롤러코스터를 타는 사춘기라 자기 감정도 감당하기 어려운데, 갑자기 아기를 품고 키운다고요? 그래서 10대 산모들은 산후우울증에 걸릴 확률도 높고, 학업과 사회생활의 단절도 쉽게 찾아와요.

심지어 임신을 숨기다 의료지원을 제대로 받지 못하는 경우도 많아요. 산전검사를 제대로 받지 못하다 보니 태아의 건강에 문제가 생기고, 산모도 위험해질 수 있는 거죠.

세계보건기구에 따르면 10대 산모는 성인 산모보다 임신 관련 사망 위험이 두 배 이상이라고 해요. 그러니 조금 냉정하고 솔직하게 말할 필요가 있어요. 임신이 가능하다고 해서 괜찮은 건 아니라고. 임신은 몸과 마음, 환경과 준비가 모두 갖춰졌을 때 비로소 안전하고 행복한 선택이 된다고요.

10대는 자신의 꿈과 몸과 마음을 키우는 시간이에요. 더 많이 배우고, 더 많이 경험하고, 그렇게 차곡차곡 나를 단단하게 만드는 시간이 꼭 필요한 시기죠. 그 시간을 충분히 보낸 다음, 마음과 몸이 준비됐을 때 아기를 품게 된다면 그건 누군가의 엄마가 되는 첫걸음으로 정말 멋진 출발일 거예요. 그러니 사랑의 행동을 할 때는 깊은 주의가 필요하겠죠?

초경이 시작되면
임신이 가능해진 몸

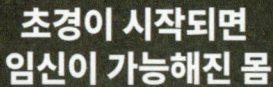

💚 초경 = 평균 만 12~13세 전후 (임신은 아직 힘들어요)
　 10대는 아직 자궁, 골반, 뼈가 완전히 자라지 않은 상태
　 → 난산, 유산, 조산 위험 ↑

❤️ 몸은 성장 중, 영양분은 내 몸에 먼저 필요
　 → 임신하면 엄마도 아기도 영양부족 위험

💜 마음은 더 미성숙
　 → 감정기복, 산후우울증, 학업 중단 등 위험 커요.

💜 의료지원 없이 임신 숨기면
　 → 산모와 아기 모두 큰 위험

✨ 키포인트

임신은 가능 여부보다 준비가 중요해요.
10대는 나를 키우는 시간이에요.

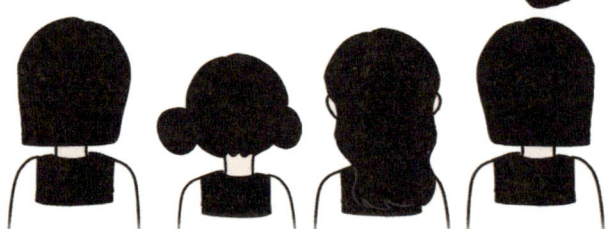

니 몸 알고 내 몸 알면

15

배란일은 언제인가요

생리(월경)주기가 일정하다면 배란 직전 혹은 직후가 가장 임신 확률이 높습니다. 문제는 나의 배란일이 언제인지에 있습니다. 배란 시기는 심적 상태, 건강 상태, 외부 환경 등에 의해 매달 약간씩 변할 수 있어요. 그래서 산부인과에서 초음파로 확인하지 않는 한 정확히 알 순 없어요.

배란일 찾는 가장 일반적 방법은 자신의 생리주기에 맞춰 날짜를 계산하는 방식입니다. 다음 생리 시작 예정일보다 14일 전이 배란일입니다. 먼저 자신의 월경주기를 정확하게 점검해 보세요. 달력이나 스마트폰 캘린더에 매달 생리 시작일을 체크하다 보면 생리주기 평균 통계가 나옵니다. 26~35일까지는 정상 주기입니다.

생리주기 28일을 기준으로 설명해 볼게요. 1월 1일에 생리가 시작했다면 1월 15일 무렵이 배란 예정일이 되는 겁니다. 월경 주기가 규칙적이라면 이 계산법으로 자신의 배란일을 알 수 있습니다.

문제는 생리주기가 불규칙한 경우나 생리주기가 35일 이상인 경우입니다. 이런 경우라면 아래에 적힌 세 가지 방법으로 자신의 배란일을 짐작할 수 있습니다. 산부인과를 방문해서 초음파로 보면 가장 정확하겠지만 미혼 여성이 자신의 배란일을 알기 위해 산부인과에 방문하기는 쉽지 않은 일이니까요.

촉감으로 느끼기

배란일에 가까워질수록 질 분비물이 많아집니다. 난소에서 난자가 자라면서 분비한 에스트로겐의 영향으로 질 분비물이 갑작스럽게 늘어나고 점액질 농도가 묽어지기 때문이죠. 마치 끊어지지 않는 달걀흰자 같다고 할까요? 이러다가 배란일이 지나면 프로게스테론(황체호르몬)의 영향으로 질 분비물이 확 줄어들어요.

한마디로 질 분비물이 배란 때에는 물처럼 맑고 투명하다가, 배란 이후에는 탁하고 끈적거리며 양이 적어진다고 보면 됩니다. 그러니 희발월경(생리 횟수가 1년에 8회 미만)이어도 질 분비물의 변화로 배란일을 짐작할 수 있습니다.

기초체온의 변화

여성은 호르몬 변화에 따라 기초체온이 조금씩 변합니다. 생리를 시작해서 배란 전까지는 기초체온이 유지됩니다. 그러다가 배란 하루 전에 살짝 낮아졌다가 배란 후에는 프로게스테론의 영향으로

0.4~0.5도 정도 상승합니다. 배란 때가 되면 몸이 더워진다는 게 맞는 말인 거죠. 임신이 되면 고온기가 유지됩니다.

진단키트로 알아보기

임신 진단 테스트 키트가 있는 것처럼 배란일 진단 테스트 키트도 있어요. 일명 배란테스트기가 바로 그것입니다. 원리는 간단해요. 배란 하루 혹은 이틀 전에 최대로 증가하는 황체형성호르몬(LH)을 소변으로 감지하는 거예요. 양성 반응은 '배란이 될 준비를 하고 있다'는 신호인 셈이지요.

보통은 베란테스트기 검사에서 양성이 나오면 약 12~36시간 후 실제 배란이 일어난다고 계산합니다. 하지만 LH가 상승했다고 해서 반드시 배란이 일어나는 것은 아니에요. 몸 상태와 주변 여건이 여성의 몸에 영향을 끼쳐 생식 시계가 달라질 수 있거든요.

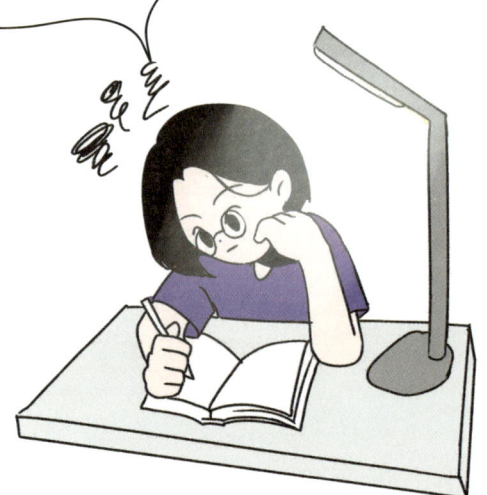

배란일 = 임신 가능성 가장 높은 날
생리주기가 28일이면
→ 생리 시작 후 14일 뒤 무렵,
　다음 생리 시작 예정 14일 전

분비물이 많아지면 배란 시기?
매달 심리, 건강, 환경에 따라
→ 배란일은 조금씩 달라질 수 있다?

니몸알고 내몸알면

16

임신은 '딱 한 번'으로도 돼요

"정말 딱 한 번 그랬을 뿐인데, 임신이래요."

어떻게 딱 한 번의 불장난으로 임신이 될까요? 믿기지 않겠지만 충분히 가능하답니다. 가는 날(성관계한 날)이 장날(배란일)이면 난자와 정자가 만나 수정될 수 있으니까요. 혈기 왕성하고 건강한 청춘 남녀의 정자와 난자는 웬만하면 울트라 슈퍼급일 테니, 임신 확률이 전 인생을 통틀어 최고치일 수밖에 없거든요.

산부인과 교과서에 따르면 생리주기가 28~30일인 여성의 배란 시기는 생리 시작일로부터 14~16일째 되는 날입니다. 그래서 "배란일을 피해서 성관계를 하면 되지 않을까?" 싶겠지만 사람의 일이란 게 그렇게 마음먹은 대로 되지 않아요. 더구나 사랑하는 사람과 함께 있다면요.

게다가 10~20대에는 배란일을 피했다고 해서 임신을 피할 수 있는 게 아닙니다. 실제로 임신 사례를 보면 사랑(성관계)한 날이 생리 시작일로부터 14일째가 아닌 경우가 더 많아요. 왜 그런 걸까요? 몸은 살아 있는 인체이기 때문입니다.

정자는 한 번 사정으로 3억 마리 정도가 배출되는데, 이 가운데 난자가 있는 나팔관까지 도달하는 정자는 100여 마리에 불과합니다. 하지만 이팔청춘의 정자는 상당수가 울트라 슈퍼급이에요. 이 100여 마리 중에서 최장 4~5일간 살아 있을 가능성이 있는 정자가 90% 이상일 수도 있어요.

따라서 며칠 전에 들어온 정자가 자궁이나 나팔관에서 생존해 있다가 배란된 난자와 만났다면, 분명 배란일을 피했어도 임신할 확률이 높을 수밖에 없습니다. 임신 가능 기간이 배란일 포함해 일주일인 이유입니다. 참고로 난자는 배란 후 24시간 내에 정자를 만나지 못하면 생명력을 잃게 됩니다.

휴대전화 앱에서 나만의 배란일을 계산하는 경우가 많은데요. 하지만 이게 100% 정확하다고 할 수 없습니다. 몸 상태와 사이클이 저마다 다를뿐더러, 생리주기가 일정해도 배란일은 매달 조금씩 날짜가 달라질 수 있거든요.

니 몸 알고 내 몸 알면

가는 날이 장날?

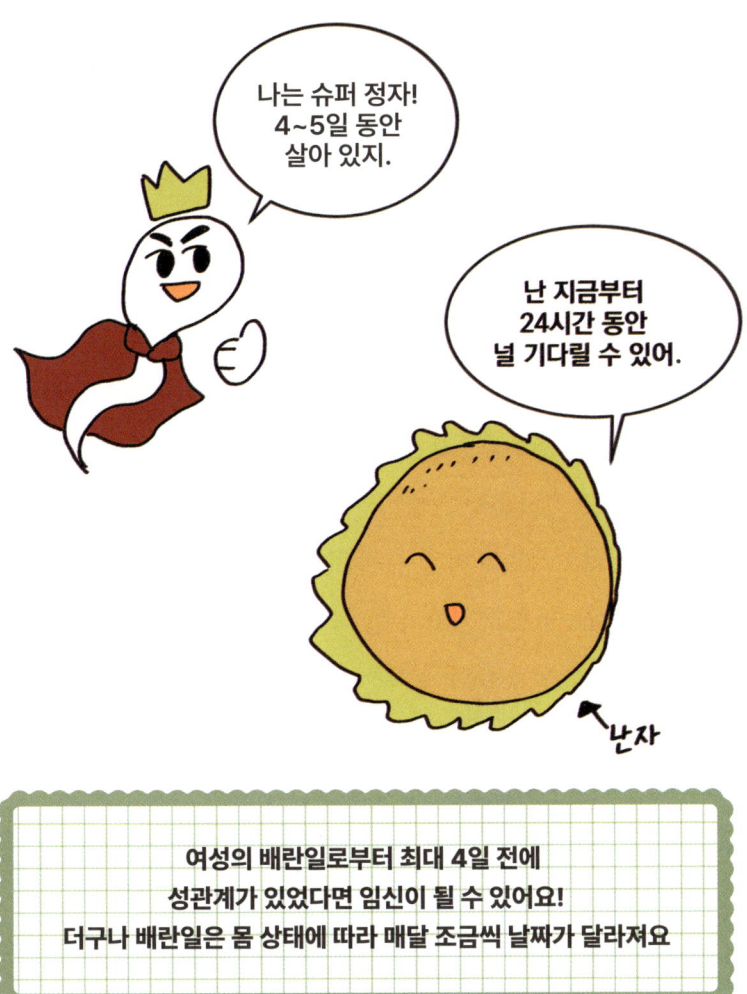

여성의 배란일로부터 최대 4일 전에
성관계가 있었다면 임신이 될 수 있어요!
더구나 배란일은 몸 상태에 따라 매달 조금씩 날짜가 달라져요

17

임신중절수술 한 번 했을 뿐인데…

결혼 전에도 성관계를 할 수는 있어요. 하지만 어른들이 절제를 강조하는 이유 중 하나는 단 한 번의 사랑으로도 임신이 될 수 있어서예요. 지금은 학업에 열중하고, 인생의 미래를 설계해야 하는 중요한 시기입니다. 그런데 덜컥 임신하게 된다면 당연히 엄마가 된다는 기쁨보다 당혹스러움과 걱정, 두려움이 앞설 수 있습니다.

'원하지 않는 임신을 하면 중절 수술로 태아를 지우면 되지' 하고 쉽게 생각할 수 있습니다. 하지만 의학적으로 임신중절수술(낙태 수술)은 여성의 생식기능은 물론이고 정서적으로도 큰 불행의 단초가 될 수 있어요.

임신중절수술 방법은 크게 두 가지가 있어요. 약물을 쓰거나 수술하는 거죠.

약물을 쓰는 방법은 착상 초기(임신이 되자마자)에 응급 피임약을 복용해 자궁을 강력히 수축시켜 자궁 안에 있는 태아가 자궁 밖

니 몸 알고 내 몸 알면

으로 밀려나가게 만드는 것과 약한 항암제(methotrexate)를 몸에 주입해서 태아가 더는 엽산 대사(세포분열)를 할 수 없도록 만드는 것이 있습니다.

수술하는 방법은 자궁 안에 착상된 태아를 긁어내는 소파술과 태아를 자궁 밖으로 빨아내는 흡입 제거술이 있습니다. 임신 16주가 지나면 태아가 어느 정도 커져 있고, 또 몸에 뼈도 생기기 때문에 이런 소파술이나 흡입 제거술로 간단히 제거하는 게 어려워요. 보통 임신 14~15주 이전에 가능하죠. 이 시술은 태아를 자궁 내에서 기계로 분쇄해서 하나씩 끄집어내는 것이에요. 끔찍하죠?

이렇듯 낙태 수술은 절대 간단한 수술이 아닙니다. 부작용과 후유증의 위험이 동반되는 외과적 수술입니다. 착상된 태아를 억지로 떼어내거나 긁어내는 과정에서 자궁내막이 손상되거나 얇아져 버릴 수 있기 때문입니다.

자궁은 수정란이 착상돼서 열 달간 키워지는 중요한 공간입니다. 자궁내막은 바깥쪽으로부터 근층, 기저층, 기능층으로 이루어져 있어요. 여성호르몬인 에스트로겐(E2)의 영향으로 배란 때 두꺼워졌다가 임신에 실패하면 박탈돼 혈액과 함께 몸 밖으로 배출되는 것이 기능층이죠.

임신중절수술로 인해 기능층만 약간 손상됐다면 다행히도 다시 조직이 돋아날 수 있어요. 문제는 '기저층'까지 손상되는 경우예요. 그러면 회복이 힘들어요. 앞으로 더는 수정란 착상이 힘들게 될 수 있어요. 임신이 어려울 수 있는 것이죠. 이를테면 이런 거예요. 손톱만 빠지면 다시 손톱이 나올 수 있지만 손톱을 만드는 베이스까지 손상되면 더는 손톱이 나오지 않는 것처럼요.

또한 자궁내막에 유착이 생겨 착상할 수 있는 공간이 없어지기도 한답니다.

따라서 중절 수술은 정말 신중하게 생각해야 하고, 그전에 중절 수술을 하게 되는 일(임신)이 일어나지 않도록 주의해야 합니다. 사람 일에는 생각지도 못한 변수를 만날 수 있기에 '성관계'와 '임신'을 따로 떼놓고 생각해서는 안 됩니다.

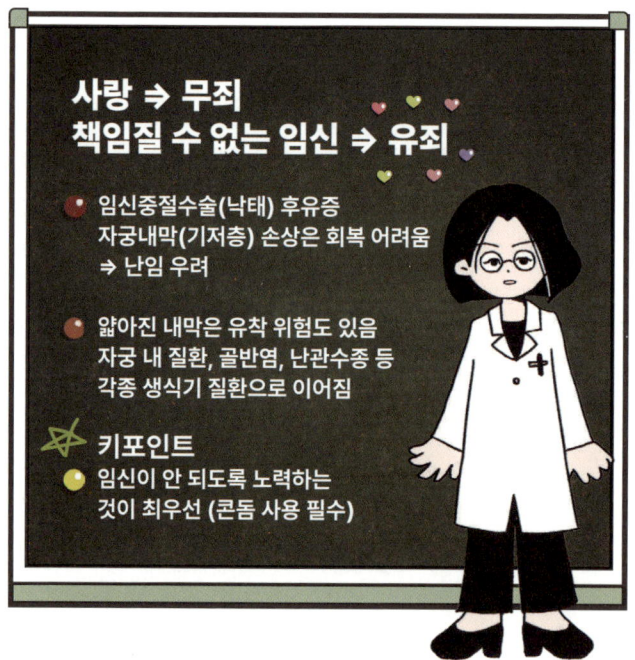

18

생리 중에 성관계해도 되나요

생리 기간에 성관계하는 걸 선호하는 이들이 있습니다. 이때 하는 게 훨씬 더 쾌감이 느껴진다는 이유인데요. 사실은 임신 걱정에서 벗어날 수 있는 가장 확실한 피임 방법이라는 생각에 마음이 편해져서일 것입니다.

결론적으로 말하면, 'NO!'입니다. 산부인과 의사들은 한결같이 "생리 기간에는 온갖 세균으로부터 감염될 수 있기에 성관계는 되도록 피해야 한다"고 강조합니다.

생리(월경)란 임신이 되지 않았을 때 두꺼워졌던 자궁내막 조직이 탈락해 피와 함께 배출되는 현상입니다. 평균 35㎖ 생리혈이 3~7일간 몸 밖으로 배출되면서 며칠간 복통은 물론이고, 골반까지 통증이 있을 수 있는 시기입니다. 따라서 여성은 성적 쾌감보다는 불쾌감이 더 심할 수 있습니다.

설령 성적 쾌감을 느낀다고 해도 그 즉시 자궁이 수축하면서 아랫

배를 압박해 통증이 더욱 심해지거나 성적 자극으로 인한 출혈로 생리량이 과다하게 증가할 수 있습니다. 실제로 응급실에는 골반 쪽에 염증이 있는 여성이 생리 기간에 성관계하다가 급성 발작으로 구급차에 실려 오는 일이 종종 있을 정도입니다.

무엇보다 위험한 이유는 '감염 우려'에 있습니다. 남성이 콘돔을 사용하는 것과 무관하게 생리 기간에는 여성의 생식기관이 감염에 가장 취약하거든요.

평소 여성의 질은 자궁을 보호하기 위한 방어기전이 완벽하게 작용합니다. 하지만 생리가 시작되면 생리혈을 내보내기 위해 평소와 다르게 자궁경부(자궁의 아래쪽 좁은 부분)를 연다고 보면 됩니다. 이에 따라 저항력과 면역력이 떨어진 상태여서 각종 세균이 질강을 통해 자궁 내로(열린 자궁경부 쪽으로) 진입하기 딱 좋은 때인 거죠. 이 세균들은 자궁을 지나 정자와 난자가 만나는 공간인 나팔관과 더 안쪽인 복강 내로까지 진입해서 골반염을 일으킬 수 있어요.

산부인과 의사들이 **생리 기간에는 성관계뿐 아니라 공중목욕탕 이용, 물놀이도 조심**해야 한다고 강조하는 이유입니다. 나쁜 세균과 바이러스 등에 생식기가 감염되면 자연임신이 힘든 난임으로 이어질 수 있거든요.

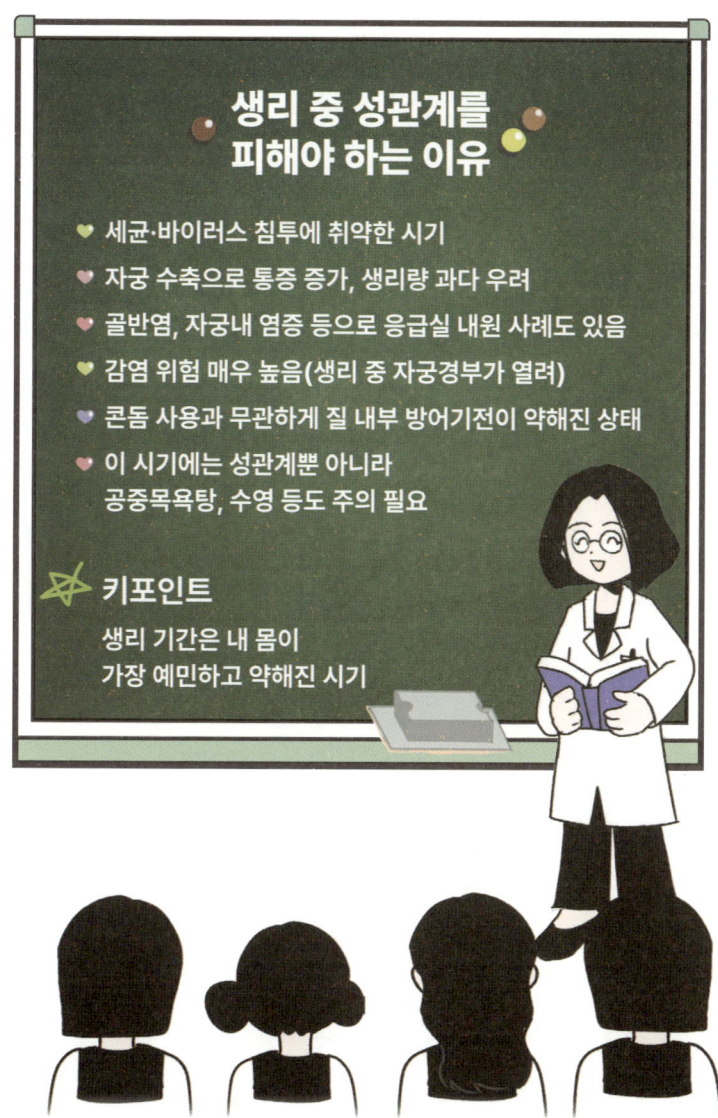

생리 중 성관계를 피해야 하는 이유

- 💚 세균·바이러스 침투에 취약한 시기
- 💗 자궁 수축으로 통증 증가, 생리량 과다 우려
- 🧡 골반염, 자궁내 염증 등으로 응급실 내원 사례도 있음
- 💚 감염 위험 매우 높음(생리 중 자궁경부가 열려)
- 💜 콘돔 사용과 무관하게 질 내부 방어기전이 약해진 상태
- 💗 이 시기에는 성관계뿐 아니라
  공중목욕탕, 수영 등도 주의 필요

⭐ 키포인트

생리 기간은 내 몸이
가장 예민하고 약해진 시기

19

질염은 내 몸이 보내는 이상 신호

이이제이(以夷制夷)는 오랑캐를 이용해서 오랑캐를 제압한다는 뜻입니다. 옛날 중국은 주변 국가나 민족(부족)을 모두 오랑캐라고 얕잡아 불렀습니다. 그런데 자신들의 힘으로 이들을 모두 제압하기가 힘드니까 자기들끼리 싸워서 힘이 약해지도록 한 후 제압하는 전략을 썼습니다. 아기를 열 달간 키워야 하는 소중한 자궁을 지키기 위해 여성의 질도 바로 이 전략을 이용하고 있어요.

건강한 질에는 여러 가지 세균이 공존합니다. 이들 중 가장 많은 균이 젖산균입니다. 여성의 몸은 자궁을 보호하기 위한 방어기전으로 산성, 즉 락토바실루스(Lactobacillus · 유산간균)라는 세균을 활용합니다. 이 세균은 젖산을 생산해서 질의 산성 상태를 적절(pH 3.8~4.2)하게 만들어 외부에서 공격해 오는 세균에 대해 저항성을 갖고 질 내 미생물의 성장을 억제합니다.

그런데 과로하거나 스트레스를 심하게 받은 경우, 면역력이 떨어진 경우, 질 세정제 과다 사용 등으로 인해 질 내 점막의 면역체계가 무너지면 나쁜 세균으로부터 공격을 받을 수 있습니다.

간혹 수영장, 목욕탕, 해수욕 등을 다녀온 후 팬티 안이 가려운 경우가 있어요. 꽉 끼는 옷을 입고 다니면 그곳이 땀이 차고 가렵기도 하고요. 모두 질 내 면역체계에 이상이 생겼다는 징후입니다.

특히 갑자기 질 분비물이 늘어나고 냄새까지 고약해졌다면 여러 형태의 질염을 의심해야 합니다. 질 내에 서식하던 건강한 균 락토바실리아라는 유산균이 없어지고, 대신 나쁜 균이 서식하는 세균성 혹은 염증성 감염이 의심되기 때문입니다.

여성들이 흔히 앓는 질염 종류별 증상은 다음과 같습니다.

세균성 질염 : 생선 썩는 냄새가 나며 가려움증이 있습니다. 분비물이 흰색 혹은 회색을 띱니다.

칸디다성 질염 : 냄새가 거의 없는 것이 특징입니다. 하얀 비지, 치즈 형태의 질 분비물이 팬티에 묻어나거나 두부 찌꺼기 같은 분비물이 나오기도 합니다. 배뇨통 혹은 성교통이 있을 수 있습니다. 가려움증이 매우 심해져요. 칸디다 곰팡이는 우리 몸의 장, 항문 주변, 구강 내에 존재하는 곰팡이랍니다. 우리 몸이 건강할 때는 전혀 문제가 없지만 과로나 스트레스 등으로 면역력이 떨어지면 질뿐 아니라 요도, 식도, 간, 안구 등 여러 장기에서 문제를 일으킬 수 있어요.

트리코모나스 질염 : 화농성(고름) 질 분비물로 기포가 많이 발생합니다.

달걀 썩은 냄새가 나며 다소 누런색을 띱니다. 참기 어려울 정도로 가려움증이 심하고, 작열감(화끈거림)도 있을 수 있어요. 전염성을 가진 성병으로 성관계를 했다면 상대방도 같이 치료해야 합니다.

염증성 질염 : 화농성 분비물이 나오며 외음부에 작열감(화끈거림)이 심합니다. 가려움증과 성교통이 있을 수 있고, 분비물 속에 출혈이 보이기도 합니다.

위축성 질염 : 화농성 분비물, 성교 후 출혈이 특징입니다.

이야기만 들어도 너무 걱정된다고요? 걱정을 너무 많이 해도 스트레스로 인해 면역력이 떨어져 질염이 생길 수 있답니다. 예방하기 위해서는 과로를 자제하고, 스트레스에 덜 민감해지고, 적당한 운동을 해야 합니다.

무엇보다 **과도한 질 세척은 'NO!'** 입니다. 매일 그곳을 흐르는 물로 가볍게 씻기, 용변을 본 후 앞으로 닦지 말고 뒤쪽으로 닦기 등을 잘 실천하세요. 속옷도 화학섬유 소재보다는 통풍이 잘되는 면제품을 착용하는 게 좋습니다.

배란기에는 팬티가 촉촉이 젖을 정도로 분비물이 나와도 정상인 경우가 많습니다. 배란 즈음에는 끈적한 액체 성분의 분비물이, 생리 전후에는 작고 하얀 덩어리 같은 게 섞인 분비물이 나오는 것은 정상이에요. 하지만 팬티가 젖을 정도로 양이 많으면서 색깔이 너무 누렇다든지, 악취가 나고 음부가 가렵고 통증이 느껴진다면 반

　　　　　　　　　　　니 몸 알고 내 몸 알면

드시 산부인과 진료를 받아야 합니다.

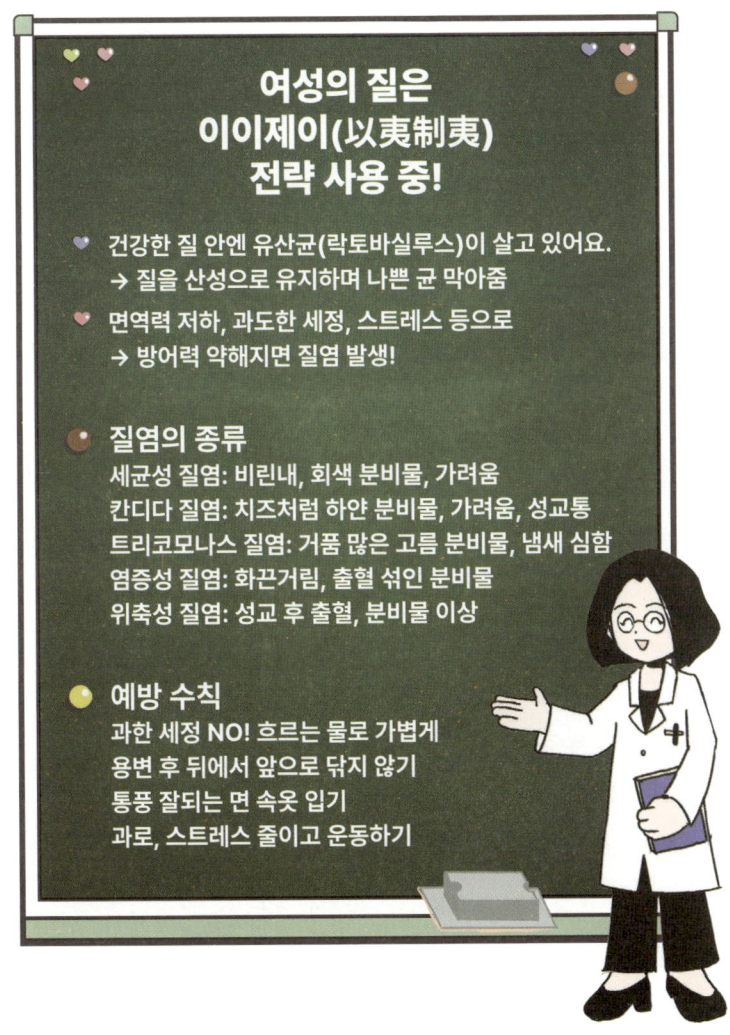

여성의 질은
이이제이(以夷制夷)
전략 사용 중!

♥ 건강한 질 안엔 유산균(락토바실루스)이 살고 있어요.
→ 질을 산성으로 유지하며 나쁜 균 막아줌

♥ 면역력 저하, 과도한 세정, 스트레스 등으로
→ 방어력 약해지면 질염 발생!

질염의 종류
세균성 질염: 비린내, 회색 분비물, 가려움
칸디다 질염: 치즈처럼 하얀 분비물, 가려움, 성교통
트리코모나스 질염: 거품 많은 고름 분비물, 냄새 심함
염증성 질염: 화끈거림, 출혈 섞인 분비물
위축성 질염: 성교 후 출혈, 분비물 이상

예방 수칙
과한 세정 NO! 흐르는 물로 가볍게
용변 후 뒤에서 앞으로 닦지 않기
통풍 잘되는 면 속옷 입기
과로, 스트레스 줄이고 운동하기

20

그곳이 아프고 이상해요

여성의 생식기에 염증을 일으키는 것은 물론 생식 건강에 악영향을 주거나 심지어 생식기관을 망가뜨리는 균이 많답니다. 세균, 바이러스, 곰팡이, 기생충 등 생식기를 위협하는 균에는 다양한 종류가 있어요.

먼저, 세균부터 설명할게요.

클라미디아(Chlamydia trachomatis)는 성 매개 감염병을 일으키는 가장 흔한 세균입니다. 난관염, 골반염, 나팔관 폐쇄로 인해 자연임신을 방해해요. 나팔관은 정자와 난자가 만나는 미팅 장소인데, 나팔관이 폐쇄되면 정자와 난자가 만날 수 없겠죠.

임질균(Neisseria gonorrhoeae)은 고름 같은 질 분비물이 나오고 배뇨 시 통증을 유발해요. 임질균으로 인해 골반염증성 질환(PID)은 물론, 나팔관이 손상되거나 폐쇄될 수 있답니다.

가드네렐라(Gardnerella vaginalis)는 세균성 질염의 주요 원인

균으로 팬티에 냄새 나는 회색 분비물이 묻어날 수 있어요. 질의 산성 상태(pH)를 변화시켜 질 내 유익균(락토바실루스)이 감소해 면역력이 약화되죠.

대장균(E. coli)은 요로감염의 주요 원인이에요. 감염이 심하면 자궁 및 난소까지 확산될 수 있답니다.

다음은 바이러스(Virus)가 있어요.

HPV(인유두종바이러스) 감염이 대표적인데, 자궁경부암의 가장 큰 원인이 됩니다. 백신 접종으로 예방할 수 있어요.

HSV(단순포진바이러스, 헤르페스)에 감염되면 성기 주변에 물집이 생기고, 통증이 꽤 있답니다. 안타깝게도 완치가 힘들어요. 면역력이 약해질 때마다 재발하거든요.

HIV(인간면역결핍바이러스)에 감염되면 면역기능이 저하돼 질염, 자궁내막염 등 2차 감염에 취약해진답니다.

곰팡이(Fungus)균으로는 **칸디다**(Candida albicans)가 대표적이에요. 질강 내 칸디다 곰팡이가 생기면 무척 가렵고, 덩어리진 흰색 분비물이 흐른답니다.

마지막으로 기생충(Parasite)이 생기는 거예요. **트리코모나스**(Trichomonas vaginalis)가 생기면 질강 내 악취 나는 거품 분비물이 나오고 가렵기까지 한답니다. 배뇨통도 심해지고요.

여성은 남성에 비해 나쁜 균에 훨씬 취약해요. 해부학적으로 여성의 성기는 넓은 구조에 습한 상태여서 균이 머물기 쉽거든요. 또한 질 점막이 얇고 예민해서 균이 쉽게 침투해요. 나쁜 균이 침투해도 증상이 늦게 나타나서 악화된 뒤에야 치료를 시작하는 경우가 허다하답니다.

생식기가 나쁜 균에 감염되면 합병증도 만만치 않아요. 만성염증으로 이어지는 것은 물론 자궁·난관·난소로 퍼질 가능성이 커요. 골반염으로 이어질 수도 있고요. 결혼 후에는 나팔관 기능 저하로 인해 자궁외임신이 될 확률도 높아지고, 난임으로 이어질 수 있어요.

주요 성병

	주요 증상	여성에게 미치는 영향
클라미디아	거의 무증상, 가벼운 분비물	난관염, 난임, 자궁외 임신
임질	고름 같은 질 분비물, 배뇨통	골반염, 난관 손상
HPV (인유두종 바이러스)	대부분 무증상	자궁경부암 주요 원인
헤르페스(HSV)	성기 물집, 통증	재발성 감염, 출산 시 전염 가능
트리코모나스	거품 나는 분비물, 악취	질염, 자궁경부 자극
HIV / AIDS	전신 면역 저하	여러 감염에 취약해짐, 임신 중 태아 전염 가능

니 몸 알고 내 몸 알면

21

성기에 여드름이 생겼어요

여드름은 청춘의 상징, 사춘기의 꽃이라고 하지요? 얼굴뿐 아니라 몸에 흔하게 나는 뾰루지로 피부질환의 일종입니다. 그런데 성기 또는 항문에까지 여드름이 났다며 고민하는 경우가 종종 있습니다. 문제는 "여드름인데 뭐 어때?" 하며 방치한다는 겁니다. 성기 부위에 난 뾰루지나 멍울 등 피부질환은 단순한 여드름이 아닐 수도 있으므로 주의가 필요해요.

남성이든 여성이든 성기(외음부, 음경, 음낭 등)에 생긴 뾰루지의 원인은 정상 피지선이거나 모낭염(피지선염), 포디스 반점(Fordyce spots)일 수 있지만 콘딜로마(성기 사마귀, 곤지름)일 수도 있답니다.

일반적으로 사마귀는 손가락이나 손등 등 신체 어디든 발생할 수 있는 일종의 양성 종양입니다. 형태와 발생 부위에 따라 크게 일반 사마귀, 손발바닥 사마귀, 생식기 사마귀 등으로 구분할 수 있어요.

성기 주변에 생기는 사마귀는 **'콘딜로마'**입니다. 인유두종바이러스(HPV, Human Papilloma Virus)에 의해 감염돼 생기는 전염성 사마귀입니다. 처음에는 여드름처럼 보이다가 시간이 지나면 꽃양배추 모양으로 자랍니다. 주로 성 접촉으로 전염되지만, 성 접촉이 없어도 스트레스 등 이런저런 이유로 면역력이 약해졌을 때도 감염될 수 있어요. 특히 체질적으로 피부 면역이 약한 여성은 더욱 조심해야 합니다.

콘딜로마는 HPV가 성기와 항문 쪽으로 침투하면서 발생합니다. 전염성이 매우 강해서 성관계를 통해 전염되기도 하고, 공중목욕탕에서도 감염될 수 있어요. 공중목욕탕 안에서는 의자나 앉는 자리를 비누로 깨끗이 씻은 후 앉는 습관을 들여야 합니다.

처음에는 부기와 가려움 정도의 증상을 보여 가벼운 피부질환이라고 대수롭지 않게 여길 수 있어요. 하지만 빨간 종기처럼 보이던 것이 시간이 지날수록 참을 수 없을 정도로 가려워져 자꾸 긁게 됩니다. 그러면서 성기 전체가 화끈거리며 화가 나듯 여러 개의 종기 다발로 번지죠.

방치하면 성기 주변에 심각한 발진으로 번지면서 자칫 성병으로 오해되기도 합니다. 따라서 성기에 여드름, 물집, 발진 등이 보이면 서둘러 산부인과에서 치료를 받아야 해요. 단순 피부질환으로 여겨 방치하면 절대 안 됩니다.

콘딜로마가 생기면 레이저, 냉동치료, 전기소작술 등으로 병변을 제거할 수 있어요. 하지만 완전하게 제거돼도 바이러스는 남아 있어서 언제든 재발할 수 있어요. 완치가 어렵답니다. 무좀균처럼 멸균이 쉽게 안 되는 거죠.

그렇다고 우울해하기보다는 면역력을 키우고, 스스로 기분을 좋게 만들어야 인체의 저항력이 키워집니다. 면역력이 좋아지면 바이러스의 활성을 줄이고, 바이러스에 대응할 수 있는 몸이 되니까요.

그 밖에 **단순포진바이러스(HSV) 감염에 의한 헤르페스**일 수 있습니다. 물집처럼 생긴 후 통증이 동반되고, 물집이 터지면 상처가 생기고 따가워요. 성 접촉 후 수일 내 발생하고, 전염성이 있습니다.

마지막으로 **매독 1기** 증상일 수 있습니다. 성 접촉이 있는 여성이 어느 날 둥글고 단단한 궤양 형태를 발견한다면 의심해 봐야 합니다. 통증이 거의 없어서 한창 진행돼서야 발견되기도 하는데, 조기에 발견하면 항생제로 완치 가능합니다.

성기에 난 여드름,
그냥 두면 안 돼요!

- 성기·항문에 뾰루지나 멍울이 생기면
  단순 여드름이 아닐 수 있어요.

- 의심 질환들
  모낭염, 포디스 반점: 해롭지 않지만 확인 필요
- 콘딜로마(성기 사마귀): HPV 감염, 전염성 강함
  → 꽃양배추 모양, 방치 시 자궁경부암 위험
- 헤르페스(HSV): 물집 → 통증, 상처
- 매독 초기: 통증 없는 단단한 궤양

- 키포인트
  성기에 이상한 뾰루지나 물집이 생겼다면,
  절대 혼자 넘기지 말고 병원에 꼭 가보세요!

니 몸 알고 내 몸 알면

22

성기 모양이 다른 사람과 다른 것 같아요

인생을 살면서 가장 중요한 게 나 자신을 사랑하고 존중하는 것입니다. 그것이 자존감을 높이는 첫 번째 방법이에요. 자존감은 자신감과는 다르고, 자존심과도 다릅니다. 자존감이 높으면 자존심은 중요한 것이 아니게 되며, 자신감은 저절로 생깁니다.

나 자신을 사랑하고 존중하는 가장 좋은 방법은 내 몸을 사랑하고 존중하는 것이에요. 매일 아침 세수한 후에 거울을 보며 화장을 하잖아요. 그때마다 거울에 비친 내 얼굴을 사랑스럽게 바라보며 칭찬하세요. 샤워나 목욕 후에도 자신의 전신을 거울로 찬찬히 사랑스럽게 들여다보며 칭찬하는 습관을 들이세요. 이때 자신의 성기도 자세히 관찰하고, 만져보며 사랑하고 칭찬하세요. 그러면 자존감이 저절로 높아진답니다.

그런데 자신의 성기 모양이 다른 사람과 다른 것 같다며 고민하는 친구들이 있습니다. 결론부터 말하면 뚱뚱하든 보통이든 말랐든 여성의 성기 구조는 전혀 다르지 않아요. 외부 생식기, 즉 외음부의 기본 구조는 누구나 똑같아요. 대음순, 소음순, 음핵, 질 입구 등이 포함되어 있죠.

다만 체형에 따라 겉으로 보이는 외형이 조금 달라질 수는 있어요. 예를 들어 체중이 늘어나면 치골 상부에 지방이 많이 축적되면서 음핵이 상대적으로 덜 노출돼 보일 수 있고, 대음순의 피하지방층이 두꺼워지면서 소음순이나 질 입구가 안으로 숨은 것처럼 보일 수 있어요. 이건 성기 구조가 달라진 게 아니라 단순히 피부와 지방조직에 의해 덮인 상태일 뿐이에요.

체중이 늘면서 생기는 몸의 변화로 인해 통풍이 잘 안 되면 피부 마찰, 습기, 땀이 많아질 수 있습니다. 그로 인해 외음부 습진, 염증이 생기고, 분비물이 증가하기도 하고요. 간혹 간지러움이나 따가움이 동반된다면 외음부염이나 진균 감염(칸디다증)의 가능성도 있어요. 그래서 체형과 상관없이 외음부를 청결하고 건조하게 유지하는 습관을 길러야 해요.

또한 남성이든 여성이든 저마다 얼굴과 키, 체형이 다 다르게 생겼잖아요. 같은 사람은 거의 없죠. 마찬가지로 성기 모양과 크기도 사람마다 모두 다르게 생겼답니다.

여성의 경우 한쪽 소음순이 더 크거나, 색이 진하거나, 비대칭적인 형태는 매우 흔합니다. 외음부가 조금 덜 드러나거나 조금 더 드러난다고 해서, 외음부가 많이 통통하다고 해서 절대 이상하거나 잘못된 것이 아닙니다. 저마다 개성 있는 외음부를 가지고 있다고 보면 됩니다. 그런 자신의 성기를 사랑하는 마음을 가질 때, 자존감도 높아진답니다.

23

자위는 내 몸과의 대화… 나쁜 게 아니에요

흔히 '자위'를 남성들이나 하는 나쁜 행동으로 생각하기 쉽습니다. 그래서 자위를 경험하곤 '내가 이상한 건 아닐까?' 하고 고민할 수 있어요. 또는 '질이 늘어지는 거 아닐까' '생리가 끊기는 거 아닐까' 하는 오해와 걱정을 하기도 하고요.

강박적으로 반복한다거나 현실 도피 수단으로 하는 것이 아니라면 자위는 위험하거나 건강에 해로운 행위가 아니에요. 오히려 내 몸의 어디가 민감한지, 생리주기나 감정 변화에 따라 내 몸이 자극에 어떻게 반응하는지를 스스로 알아가는 좋은 경험입니다. 다시 말해 자연스럽고 건강하게 자기 몸을 탐색하는 행위이자, 자신의 몸과 마음에 대해 더 잘 알고 소중히 여기게 되는 방법인 거죠. 이를 통해 성숙한 자아를 만들어갈 수 있고요.

무엇보다 자위를 하면 우리 몸에서는 엔도르핀이나 옥시토신 같은 안정 호르몬이 분비돼요. 그래서 스트레스가 줄어들고, 마음이 편안해져 잠도 더 잘 오는 효과가 있을 수 있어요.

성 경험이 없는 여성이 흔히 하는 고민이 있습니다. '자위로 처녀막(질 입구 주름)이 파열되면 어쩌지?' 하는 것이죠. 자위로 질 입구 주름이 파열되진 않지만 방식에 따라 손상될 가능성은 있어요. 처녀막은 질 입구를 살짝 덮고 있는 얇은 점막 조직입니다. 구멍이 하나 혹은 여러 개 나 있어 생리혈이나 분비물이 자연스럽게 빠져나올 수 있게 돼 있죠. 하지만 태어날 때부터 처녀막이 없는 여성도 있고, 모양이나 두께 · 탄력도 저마다 달라요.

질 입구 안쪽까지 손가락이나 도구를 깊이 삽입할 경우 탄력이 약한 처녀막은 늘어나거나 찢어질 수 있어요. 하지만 모든 삽입이 반드시 '처녀막 파열'을 의미하는 건 아니에요. 경우에 따라 늘어나기만 하거나, 변화가 거의 없을 수도 있답니다.

더구나 시대와 세상이 달라졌습니다. 처녀막은 더는 여성의 성 경험을 판단하는 기준이 아니지요. 운동, 자전거 타기, 체조, 탐폰 사용 등으로도 자연스럽게 손상될 수 있어요. 의학적으로도 '처녀막 상태로 성 경험 유무를 판단할 수 없다'고 인정하고 있습니다.

다시 강조하지만 자위는 나쁜 행동이 아니에요. 부끄러워할 필요도 숨길 필요도 없어요. 자연스럽게 탐색하면서 내 몸을 알아가고, 내 몸과 대화하는 즐겁고 따뜻한 시간이니까요. 이를 통해 내가 지켜야 할 가장 소중한 존재라는 걸 확인하는 시간이 될 수 있어요.

물론 주의할 점도 있어요. 자위할 때는 손과 성기 부위를 깨끗하게 씻고, 날카롭거나 자극이 심한 도구는 피해야 해요. 너무 강하게 자극하면 상처가 생기거나, 세균이 침투해 방광염이나 질염이 생길 수 있거든요. 또 자위 후 통증이나 출혈, 불편감이 계속된다면 산부인과를 찾아 검사를 받는 게 좋아요. 자위할 때는 청결과 적절한 방법을 지키는 것이 무엇보다 중요하답니다. 너무 자주 하는 것도 안 좋고요.

24

왜 여성만 유방이 발달한 걸까요

외형적으로 남성과 여성을 구분하는 가장 큰 척도가 유방일 겁니다. 많은 이들이 유방을 성감대, 또는 남자들이 성적 매력을 느끼는 부위 정도로만 인식하고 있는데 절대 그런 용도가 아니에요. 여성의 유방이 발달한 가장 큰 이유는 바로 새 생명을 먹여 살릴 모유를 생산하는 수유 기관이라는 데 있습니다. 아주 중요하고 숭고한 신체 기관인 것이죠.

여성의 유방은 모유를 생산하고 분비하는 유선과 유선을 유두로 연결하는 관, 그 외 지방조직으로 이루어져 있어요. 그래서 임신과 관련돼 여성호르몬에 민감하게 반응해요. 사춘기에 성호르몬 분비가 증가해 유방 내의 선 조직이 확대되면서 발달하다가 50대에 폐경하면서 위축되죠.

혹시 생리 1~2주 전에 유방이 좀 더 아프지 않던가요? 그 이유는 난소에서 난자가 배란되면서 프로게스테론(황체호르몬)을 분비하는 데 있습니다. 즉 배란 이후 임신에 대비해 유선이 발달하는 거예요. 생리가 시작할 즈음에는 다시 통증 없는 예전으로 돌아가요.

만약 유두에서 흰색 우유 같은 물이 나온다면? 빨리 산부인과 진료를 받아야 해요. 유즙분비호르몬(프로락틴/유선자극호르몬) 수치가 높아지면 출산하지 않아도 유두에서 유즙이 나올 수 있거든요. 이런 경우 반드시 병원을 방문해 프로락틴 수치가 높아진 이유(호르몬 불균형의 원인)를 검사를 통해 추적해야 합니다.

프로락틴은 출산 후 모유 수유를 위해 뇌하수체 전엽에서 분비돼야 정상입니다. 엄마가 아기에게 모유 수유를 하는 동안은 생리를 안 하기도 하죠. 바로 프로락틴 호르몬 분비가 활발해지면 난자가 자라지 않아서 무배란, 무월경 체제가 되기 때문이랍니다. 그런데 출산하지 않았는데 프로락틴 수치가 올라가서 유두에서 유즙이 나온다면 무배란을 일으킬 수 있으니 바로잡아야 해요.

다만 소화제와 위장약을 장기 복용하면 프로락틴 수치가 올라갈 수 있습니다. 위장약에 들어있는 도파민 길항제란 성분이 유즙분비호르몬 수치를 올릴 수 있거든요. 유즙분비호르몬이 분비되면 황체기가 약해져서 질 점액이 나빠지고, 배란 불균형으로 이어질 수 있어요.

최근 프로락틴 이상 분비 등 유방 관련 질환이 젊은 여성 사이에 부쩍 늘고 있어요. 이유가 뭘까요? 서구화된 식습관이 한몫하고 있습니다. 고지방·고단백질, 즉 고칼로리 음식을 너무 자주 많이 섭취해서 복부에 지방이 쌓이고, 체내 인슐린 농도가 높아지며 에스트로겐이 많이 생성되는 거지요.

또한 환경호르몬의 인체 유입 등으로 인한 내분비계 교란으로 호르몬 불균형 상태에 빠지기도 하고요. 따라서 건강한 몸이 되기 위해서는 좋은 식이(食餌)와 생활 습관(환경호르몬 멀리하기)을 가져야 합니다.

참고로 최근 젊은 여성의 유방암 발병률이 높아지고 있어요. 유방에 덩어리가 만져지거나, 유두에서 피가 섞인 분비물이 나오거나, 유두에 습진이 잘 생긴다면 반드시 전문가에게 진료를 받아야 합니다.

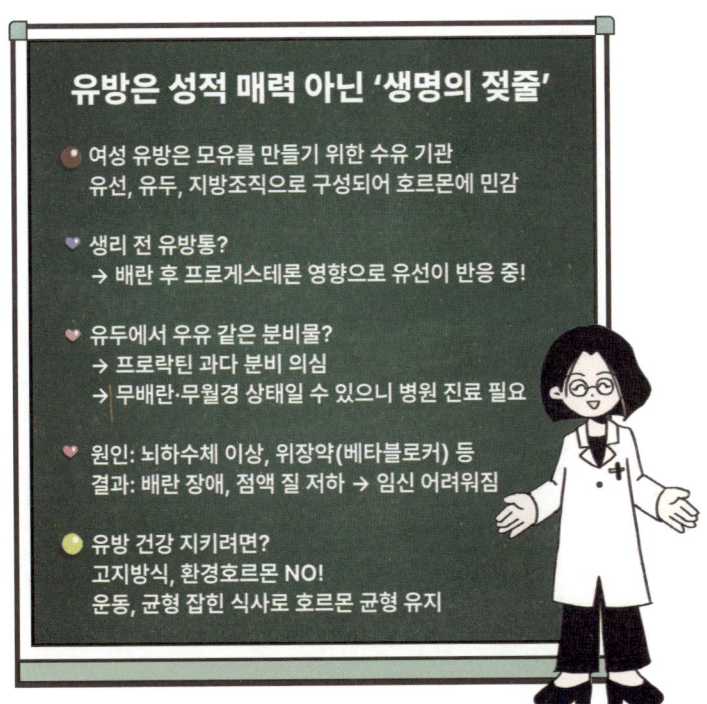

유방은 성적 매력 아닌 '생명의 젖줄'

● 여성 유방은 모유를 만들기 위한 수유 기관
유선, 유두, 지방조직으로 구성되어 호르몬에 민감

● 생리 전 유방통?
→ 배란 후 프로게스테론 영향으로 유선이 반응 중!

● 유두에서 우유 같은 분비물?
→ 프로락틴 과다 분비 의심
→ 무배란·무월경 상태일 수 있으니 병원 진료 필요

● 원인: 뇌하수체 이상, 위장약(베타블로커) 등
결과: 배란 장애, 점액 질 저하 → 임신 어려워짐

● 유방 건강 지키려면?
고지방식, 환경호르몬 NO!
운동, 균형 잡힌 식사로 호르몬 균형 유지

Chapter 2

나는 어떤 남자로
자라고 있을까

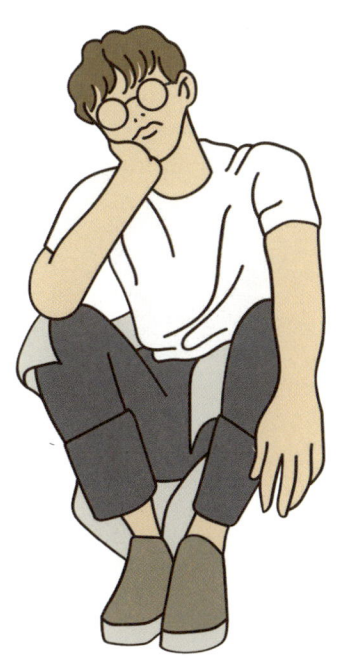

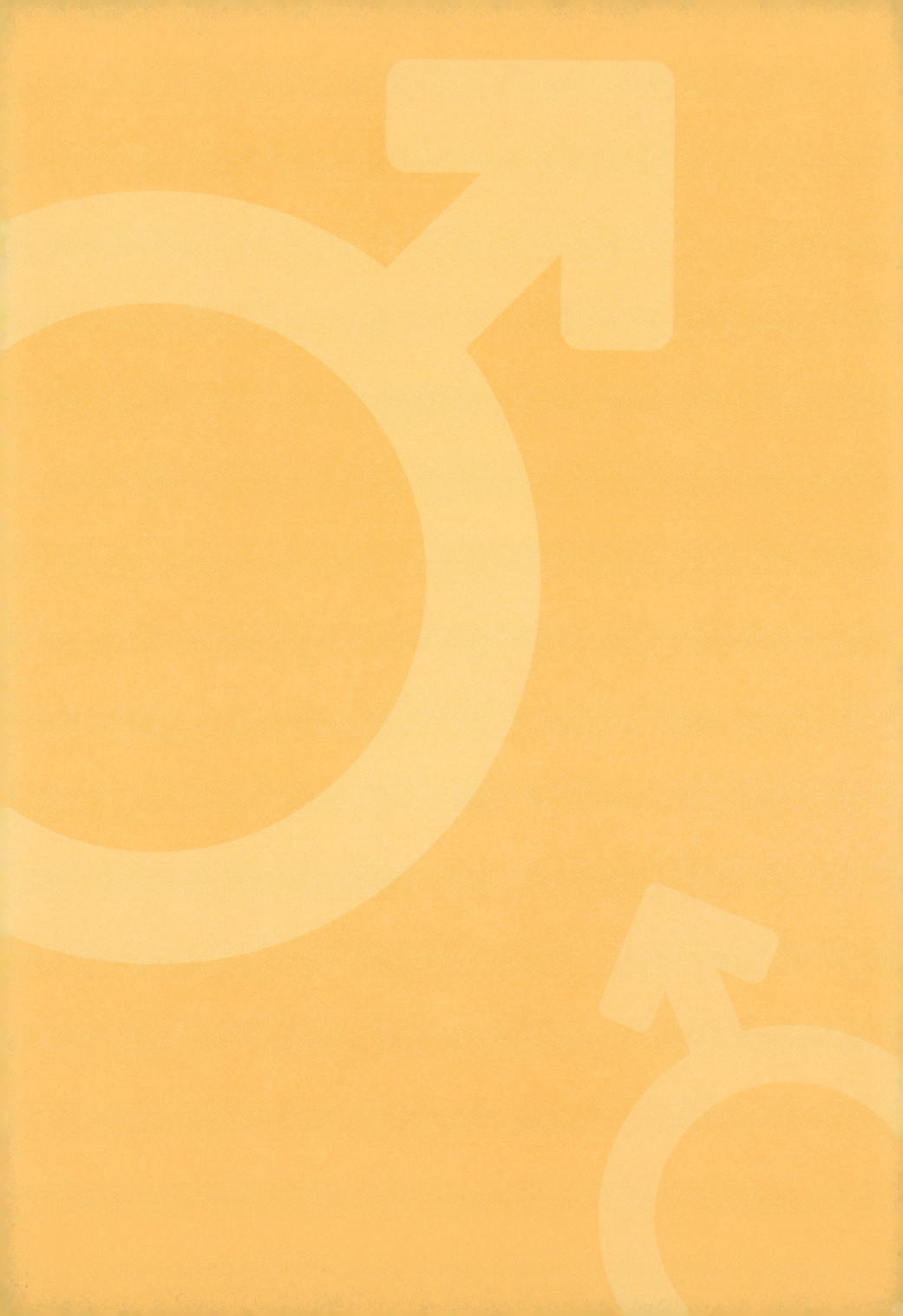

01

정자는 언제부터 만들어질까요

남성은 태어날 때부터 고환의 정세관에 원시생식세포가 있어요. 이 세포들은 잠자고 있다가 사춘기가 되면 정원세포로 활성화되어 세포분열을 거친 후 정상적 형태의 정자로 분화, 성장합니다.

여성의 난자는 매달 수백 개가 자라다가 모두 도태되고, 단 하나만이 최종적으로 성숙해 배란되는 시스템입니다. 반면 남성의 정자는 매일매일 수천만 마리가 새롭게 생성되기 시작합니다. 정원세포가 성숙한 정자로 변화하는 데는 약 64~72일이 걸려요. 쉽게 말해서 난자는 한 달에 평균 한 개가 만들어지지만, 정자는 수억 마리가 만들어지죠.

정자는 정세관이 완전히 퇴화할 때까지 계속 생성됩니다. 사춘기부터 죽는 순간까지 평생 만들어진다고 볼 수 있어요. 하지만 마흔이 넘으면서부터는 나이가 들수록 정자의 질(운동성, DNA 손상률 등)이 점점 떨어지고, 수도 감소하기 시작합니다. 핵(염색체, DNA)

이 건강하지 않은 정자도 갈수록 많아지죠.

청소년기의 정자는 유전적(DNA) 손상률이 매우 낮고, 에너지와 재생 능력 면에서 최상의 시기라 할 수 있습니다. 하지만 생물학적으로는 아직 완전히 성숙한 상태는 아니에요. 분열 능력과 에너지는 뛰어나지만 호르몬과 생식계의 전체 시스템이 아직 완전히 자리잡지 않은 상태거든요. 테스토스테론 농도, 정자의 안정성, 수정 능력 등 여러 생물학적 조건이 아직 불안정할 수 있어요. 특히 유전정보를 전달하는 핵심인 DNA 구조의 완성도 측면에서 아직 성인의 정자만큼 신뢰하기 어려워요. 그래서 생물학적으로는 '가능성의 정자'라 할 수 있어요.

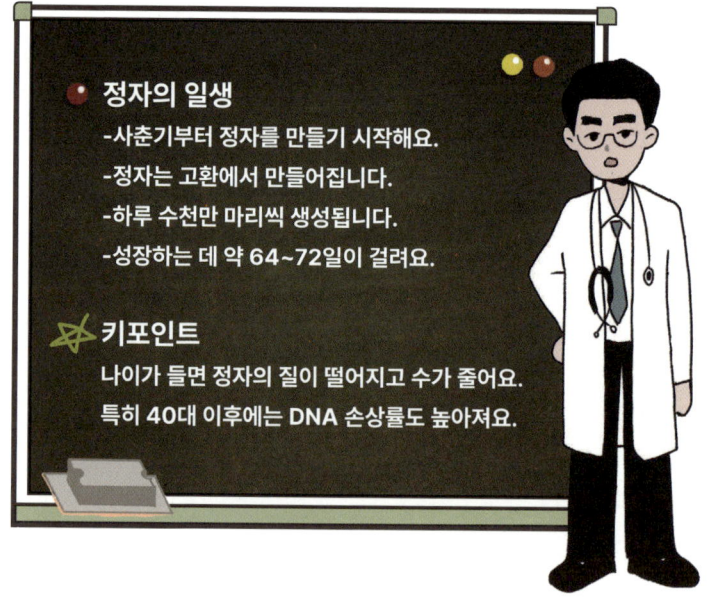

🔴 **정자의 일생**
-사춘기부터 정자를 만들기 시작해요.
-정자는 고환에서 만들어집니다.
-하루 수천만 마리씩 생성됩니다.
-성장하는 데 약 64~72일이 걸려요.

⭐ **키포인트**
나이가 들면 정자의 질이 떨어지고 수가 줄어요.
특히 40대 이후에는 DNA 손상률도 높아져요.

니몸알고 내몸알면

정자의 전성기는 언제인가요

20대 초반 청년의 정자는 분명히 다릅니다. 예를 들어 50대의 정자와 비교하면 질과 양, 유전자 안정성, 운동성, 수정 능력, 기형률 등 여러 면에서 큰 차이를 보이죠.

남성은 쉰 살이 넘어도 정자를 생성해요. 하지만 그 수는 줄어들고 운동성도 떨어지며 DNA를 복제하는 과정에서 작은 오류가 더 자주 발생하게 됩니다. 나이가 들수록 기형 정자의 비율이 높아져서 꼬리가 짧거나 두 개의 꼬리를 가졌거나, 머리 모양이 비정상적인 경우가 많아지죠. 이러한 변화가 때로는 태어날 아기의 건강에 영향을 미칠 수 있어요. 의사들이 "기왕 자식을 낳을 생각이 있다면 한 살이라도 젊을 때 임신을 시도하라"고 조언하는 이유가 여기에 있습니다.

반면 20대의 정자는 건강하고 활력이 넘칩니다.

우선 20대는 고환 기능이 매우 활발해 하루에 수천만~수억 개의 정자를 생산할 수 있어요. 건강한 정자의 비율도 이때가 가장 높고,

유전정보를 담은 DNA도 가장 안정적인 시기죠. 다시 말해 DNA 손상률이 낮고, 유전적 안정성이 뛰어나며, 수정 능력도 탁월합니다. 유전자 이상이나 돌연변이가 발생 가능성도 매우 적고요.

게다가 꼬리 운동, 즉 편모 운동이 활발하고 규칙적이어서 추진력과 방향 감각이 뛰어납니다. 난자를 향한 험난한 여정에서도 빠르고 정확하게 전진할 수 있습니다.

심지어 여성의 자궁이나 나팔관에서 최장 5일까지 생존할 수 있는 강한 생존력을 지닌 정자의 비율도 이 시기에 가장 높아요.

전 연령대를 통틀어 이 시기의 정자는 최고의 컨디션, 말 그대로 '전성기'라 할 수 있습니다. 따라서 10대 후반에서 20대 남성은 생물학적으로 매우 높은 임신 능력을 지닌 상태라 할 수 있어요.

그래서, 그러므로, 그러니까… 이 시기의 남성은 성관계를 시작하기 전에 임신 가능성에 대해 진지하게 고민해 볼 필요가 있는 거죠.

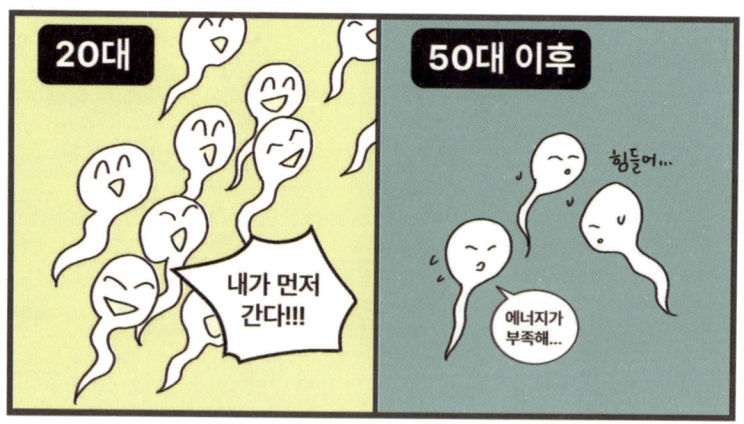

고환은 왜 몸 밖에 있나요

예로부터 "남자의 고환은 차게 하라"고 했습니다. 선조들이 인체 생리학적으로도 매우 정확하고 예리한, 과학적 조언을 한 셈이에요.

고환(정소)은 정자를 만드는 섬세한 공장이랍니다. 정자 생성에는 '저온 환경'이 필수적이에요. 즉 고환을 싸고 있는 음낭 부위는 정상 체온보다 1.5~2.5도(약 34~35도)가 낮고, 고환 안쪽은 3~4도가 낮아야 하는 것이죠. 그래야 튼튼한 정자가 잘 만들어지거든요. 고환이 몸 밖에 매달려 있는 음낭(고환 주머니)에 있는 이유도 바로 이것이에요. 몸에서 조금 떨어진 위치에 있어서 스스로 냉각 시스템을 작동시키는 구조인 거죠.

고환이 뜨거워지면 어떻게 될까요? 정자 수는 감소하고 운동성도 떨어지며 DNA 손상 가능성도 커집니다. 아빠가 되는 데 지장(자연임신이 힘들어짐)이 생길 수 있는 거죠.

그럼 언제 고환 온도가 높아질까요? 꽉 끼는 속옷을 입거나, 스마트폰을 바지 주머니에 넣고 다니거나, 노트북을 허벅지 위에 오래 올려놓고 사용하거나, 장시간 사우나를 할 때처럼 뜨거운 환경에 오래 노출될 때입니다.

어떤 친구는 고환을 차갑게 한다며 차가운 물이나 얼음으로 찜질을 하기도 하는데 오히려 잘못된 행동이에요. 정확히 말하면 고환을 '과열되지 않게' 관리하는 것이 핵심입니다. 통풍이 적절히 잘되도록 꽉 끼는 팬티보다는 헐렁한 팬티를 입는 게 훨씬 좋아요.

드물지만 고열 감기로 인해 고환에 문제가 생기는 경우도 있습니다. 고환 내부 온도가 35도 이상으로 올라가면 정자 생성이 억제되기 시작하거든요. 특히 39~40도 이상의 고열이 며칠간 이어지면 일시적으로 정자 생산이 완전히 멈출 수도 있어요. 물론 2~3개월 정도 지나면 다시 회복되지만, 고열이 반복되면 고환 기능이 손상된 채로 성장할 가능성도 있어요. 고환에 문제가 생긴다는 건 곧 정자 생산에 제동이 걸린다는 뜻이죠.

"정자는 열에 약한데, 난자는 왜 괜찮을까?"라는 궁금증이 생길 수도 있습니다. 난자는 난소 안 몸속 깊은 곳에 자리하고 있고, 한 달에 단 하나만 배란되기 때문에 정자에 비해 열의 영향을 상대적으로 덜 받는 구조랍니다.

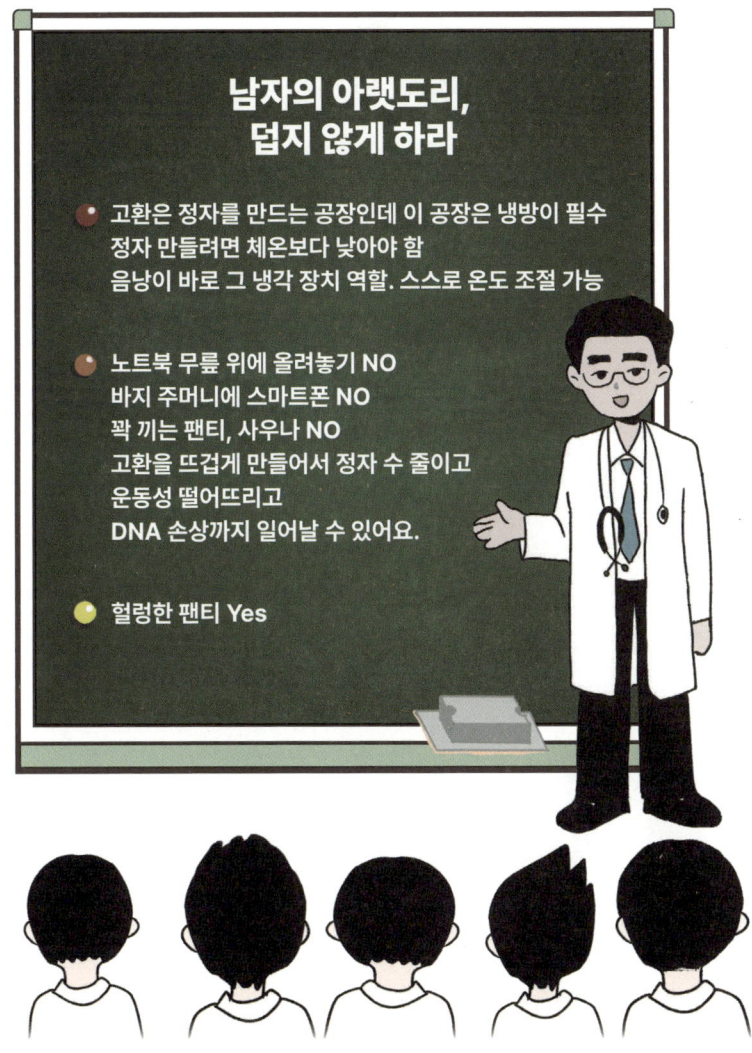

남자의 아랫도리, 덥지 않게 하라

● 고환은 정자를 만드는 공장인데 이 공장은 냉방이 필수
정자 만들려면 체온보다 낮아야 함
음낭이 바로 그 냉각 장치 역할. 스스로 온도 조절 가능

● 노트북 무릎 위에 올려놓기 NO
바지 주머니에 스마트폰 NO
꽉 끼는 팬티, 사우나 NO
고환을 뜨겁게 만들어서 정자 수 줄이고
운동성 떨어뜨리고
DNA 손상까지 일어날 수 있어요.

● 헐렁한 팬티 Yes

04

정자의 천적, 인스턴트 음식

햄버거, 피자, 라면, 편의점 도시락…. 우리가 하루도 거르지 않고 접하는 인스턴트 음식(즉석식품, 가공식품)입니다. 그런데 인스턴트 음식이 정자의 건강을 해친다는 사실을 알게 되면 천연 재료로 만든 음식이 얼마나 소중한지 다시 생각하게 될 거예요.

인스턴트 음식이 정자에 나쁜 이유는 트랜스지방과 포화지방에 있습니다. 햄버거, 감자튀김, 피자, 가공육(소시지, 햄) 등에 숨어있는 트랜스지방은 몸에 염증을 유발하고, 정자의 운동성과 수를 감소시킵니다. 어떤 연구에서는 트랜스지방 섭취가 많은 남성일수록 무정자증 위험이 3배 이상 높았다는 결과도 있었어요.

또한 인스턴트 음식은 '고열량 + 설탕 + 혈당 스파이크'라는 조합으로 이뤄져 있습니다. 잘 팔리려면 입맛을 끌어당기는 설탕, 소금, 정제 탄수화물을 다량 사용해야 하거든요. 이렇게 되면 인슐린 저항성, 복부비만, 호르몬 불균형이 생기고 결국 테스토스테론(남성호르몬) 분비가 감소할 수 있어요. 테스토스테론이 줄면 정자 생성도 함께 줄어들 수 있고요.

무엇보다 환경호르몬의 공격에 노출될 위험도 큽니다. 컵라면, 레토르트 식품, 편의점 도시락 등에 사용되는 플라스틱·비닐 포장재에 뜨거운 음식을 담아 먹으면 비스페놀A(BPA), 프탈레이트 같은 환경호르몬이 음식에 섞일 수 있어요. 이러한 환경호르몬은 에스트로겐처럼 작용해 남성의 테스토스테론을 억제하고 정자 수를 낮출 수 있습니다.

게다가 인스턴트 음식에는 비타민C·E, 아연, 셀레늄 같은 항산화 영양소가 거의 없어요. 정자는 매우 민감해서 산화 스트레스에 의해 세포가 쉽게 손상되기 때문에 건강한 정자를 만들기 위해선 항산화 영양소를 충분히 섭취해야 해요.

하버드대 의대에서는 인스턴트 식단을 자주 먹는 남성이 건강한 식단을 먹는 남성보다 정자 수가 25~40% 낮았다는 연구 결과를 발표했어요. 스페인에서도 패스트푸드 섭취량이 많을수록 정자 운동성이 떨어지고, 임신이 어려워질 가능성이 크다는 연구 결과가 있었고요.

다시 말하지만 정자의 천적 4종 세트는 바로 트랜스지방, 설탕·혈당, 환경호르몬, 그리고 영양 결핍이랍니다.

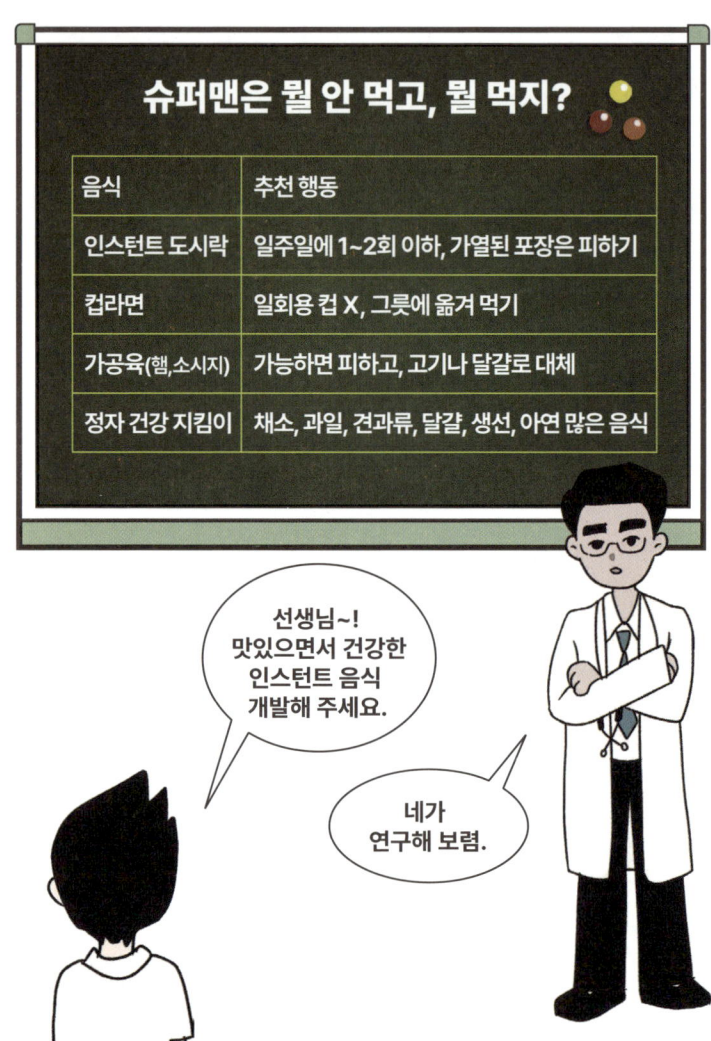

니 몸 알고 내 몸 알면

05

장난으로라도 고환을 차면 안 돼요

TV를 보다 보면 깜짝 놀랄 때가 있어요. 대표적인 게, 실수로든 장난으로든 화가 나서든 여성이 남성의 급소를 발로 차는 장면이에요. 남성이 옴짝달싹 못 하고 고통에 몸부림치는 모습이 사람들에게 웃음을 줄 수 있을지는 모르지만 아주 위험한 행동입니다.

물론 성범죄와 같은 위기 상황에서는 당연히 그렇게 해서라도 위기를 벗어나야 합니다. 실제 성교육 현장에서는 호신술의 하나로 낭심(고환) 차기를 가르치기도 합니다.

하지만 장난으로, 또는 단지 화가 났다는 이유로 고환을 발로 차거나 물건으로 강하게 때리는 것은 절대로 해서는 안 되는 매우 위험한 행동이에요.

고환은 정자를 생성하는 중요한 기관이에요. 정자는 고환에서 체세포분열과 감수분열을 거쳐 성장한 후, 부고환(epididymis)으로 이동해 최종 성숙 과정을 거치게 됩니다. 따라서 고환이나 부고환에 강한 충격이 가해지면 단순한 통증을 넘어서 생식기능에 치명적 손상을 줄 수 있어요. 심하면 정자 생산이 불가능해질 수도 있고요.

고환을 발로 차이거나, 물체에 의해 큰 충격을 받은 후 통증이 오래 가라앉지 않는다면(고환 파열 의심) 즉시 병원에서 정확한 진단과 치료를 받아야 합니다.

고환 충격으로 생기는 질환

◇ **고환염 및 부고환염 :** 고환에 염증이 생기는 질환으로, 큰 충격을 받으면 통증이 더욱 심해질 수 있습니다. 부고환염도 유사한 증상을 일으키며, 특히 발로 찼을 경우 강한 통증을 유발할 수 있어요.

◇ **정계정맥류 :** 고환 주변의 혈관과 신경이 꼬여 혈류가 원활히 흐르지 않는 질환입니다. 큰 충격은 통증을 유발하고, 운동을 많이 하거나 야간 근무 후 통증이 심해지기도 합니다.

◇ **고환 파열 :** 외상으로 인해 고환에 혈종이나 부종이 생기는 질환입니다. 심한 통증과 압통이 발생할 수 있으며, 응급처치가 필요한 경우도 있습니다.

◇ **음낭수종 :** 고환집막에 액체가 고이는 질환으로, 충격 후 음낭이 붓거나 통증이 심해질 수 있습니다. 음낭의 크기가 커지는 경우엔

특히 주의가 필요합니다.

◇ **서혜부 탈장 :** 고환과 음낭이 꼬여 혈류가 차단되는 질환입니다.
큰 충격을 받을 경우 심한 통증과 압통이 발생하고, 탈장된 부위에
혈류 공급이 줄어들면 극심한 고통을 유발할 수 있습니다.

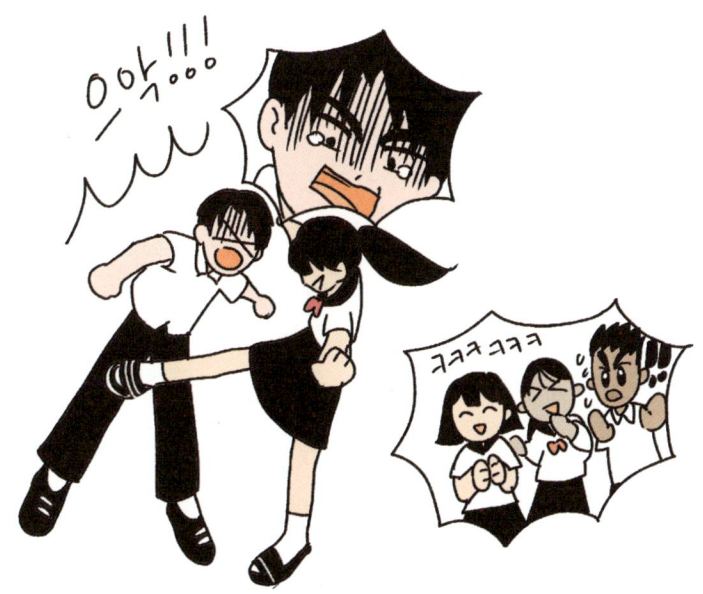

※절대로 따라하지 마세요.

고환이나 부고환에 강한 충격이 가해지면
단순한 통증을 넘어서
생식기능에 치명적인 손상을 줄 수 있어요.
심하면 정자 생산이 불가능해질 수도 있어요.

06

내 몸속 슈퍼히어로, 남성호르몬

남성호르몬은 남자다움을 책임지는 몸속 슈퍼히어로입니다. 여성의 몸에도 소량 존재하지만 남성의 몸에는 아주 많이 있어요. 남성호르몬의 95%는 고환에서 분비되고, 나머지는 부신이라는 장기 등에서 만들어집니다.

사춘기가 되면 남성호르몬이 폭발적으로 분비되면서 키가 급성장하고, 목소리가 굵어지고, 수염·겨드랑이털·음모가 자라고, 몽정이 시작되는 등 진짜 남자의 몸으로 변신하게 됩니다. 특별히 운동하지 않았는데도 근육이 늘어나는 것도 바로 이 남성호르몬의 마법 덕분이에요.

남성호르몬은 20대에서 30대 초반까지 가장 많이 분비되다가 35세를 전후로 서서히 줄어들기 시작해요. 그래서 20대 남성은 근육, 성욕, 에너지 면에서 절정의 상태를 경험하죠. 말 그대로 청춘의 절정인 시기인 거예요.

하지만 20대라고 해서 모두가 최고치의 남성호르몬을 갖는 것은 아니에요. 체질이나 환경에 따라 다소 저조하게 분비될 수도 있어요.

남성호르몬이 덜 분비되면 잠을 자도 피로가 가시지 않고, 활력이 떨어지고, 수염도 잘 자라지 않으며, 뱃살이 늘고, 성적 흥분도 쉽게 일어나지 않아요. 이런 경우에는 운동을 열심히 해도 기대한 만큼의 효과를 보기 어렵습니다.

남성호르몬 분비에 문제가 있다고 느껴진다면 비뇨기과에 가서 꼭 검사를 받아보세요. 원인을 알면 해결 방법도 찾을 수 있으니까요. 유전적 영향인 경우에도 전문가의 도움을 받아 남성성을 회복할 수 있습니다.

그렇다면 내 남성호르몬은 정상일까요? 아래 질문 중 3가지 이상 해당하면 정밀검사를 받아볼 필요가 있습니다.

1. 몽정한 적이 없다.

2. 자위하면 정액이 잘 나오지 않는다.

3. 음경이나 고환이 또래보다 발달하지 않은 것 같다.

4. 수염, 겨드랑이털, 음모가 나지 않는다.

5. 키나 발육 성장이 또래보다 늦은 편이다.

6. 요즘 너무 피곤하거나 무기력하다고 느낀다.

7. 성욕(야한 생각, 흥분 등)이 거의 없다.

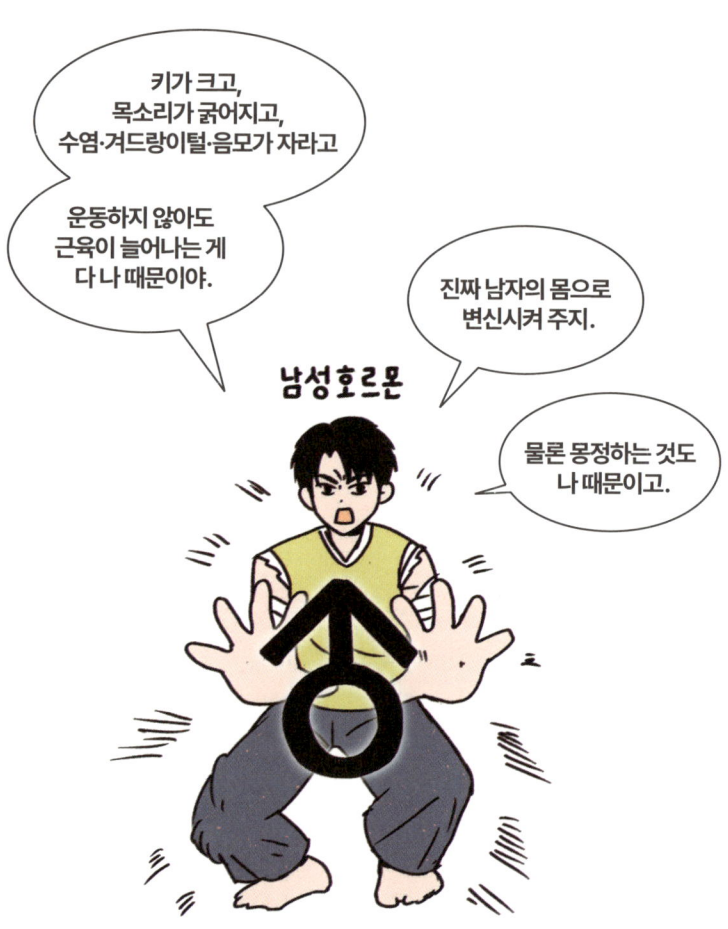

07

내 정자를 노리는 환경호르몬을 막아라

환경호르몬은 내분비계 교란 물질입니다. 여성에게도 위험하지만 남성에게는 생식력에 더더욱 치명적 영향을 줄 수 있어요. 환경호르몬은 플라스틱, 세제 등 생활 속 다양한 화학물질에 포함돼 있으며, 인체에 들어오면 천연 호르몬처럼 행동하면서 우리 몸의 호르몬 시스템을 혼란에 빠뜨립니다.

남성의 몸은 테스토스테론이라는 남성호르몬이 중심 역할을 하고 있어요. 그런데 환경호르몬이 몸속에 들어오면 테스토스테론의 생성을 억제하고, 고환에서 호르몬을 제대로 만들지 못하게 합니다. 그 결과 정자 생산이 줄고 정자의 질도 나빠지게 됩니다. 무엇보다도 몸속에서 에스트로겐을 흉내 내는 '가짜 여성호르몬'으로 작용하며, 혈액을 타고 온몸을 돌아다닙니다.

남성의 몸에 여성호르몬이 많아지면 어떻게 될까요? 사춘기 남학생에게 이런 일이 벌어진다면 남성으로서의 성 발달에 치명타를 입게 될 수 있습니다. 그래서 과학자들은 환경호르몬을 '조용한 불임 팬데믹'이라고 부르기도 합니다.

환경호르몬은 테스토스테론의 천적이라는 사실, 꼭 기억하세요. 눈에 보이진 않지만, 정자·고환·성기능을 조용히 공격하는 무서운 존재입니다. 우리가 환경호르몬에서 완전히 벗어날 수는 없지만, 항상 조심하는 습관이 중요합니다. 플라스틱과 화학제품을 멀리하려는 생활 태도, 그게 바로 정자를 지키는 첫걸음이랍니다.

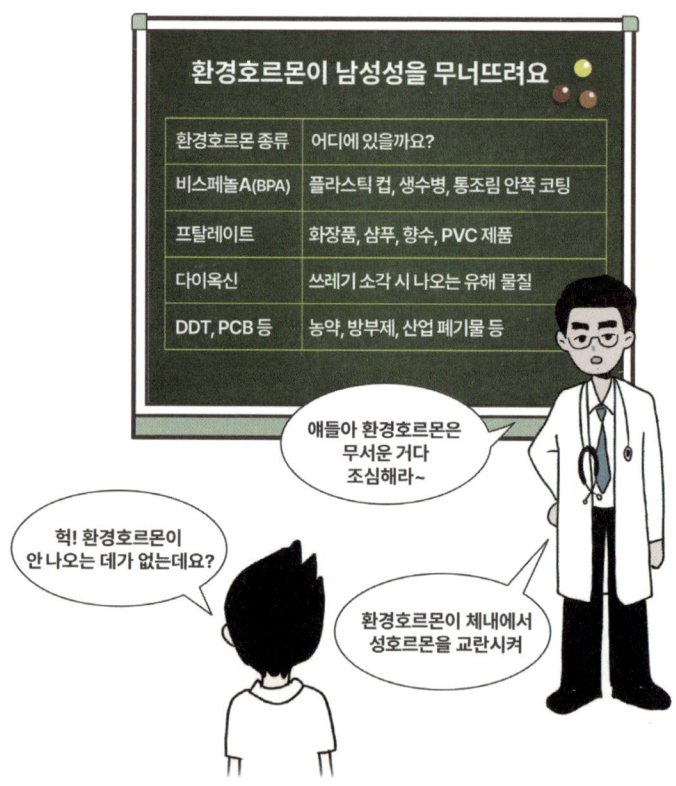

환경호르몬이 남성성을 무너뜨려요

환경호르몬 종류	어디에 있을까요?
비스페놀A(BPA)	플라스틱 컵, 생수병, 통조림 안쪽 코팅
프탈레이트	화장품, 샴푸, 향수, PVC 제품
다이옥신	쓰레기 소각 시 나오는 유해 물질
DDT, PCB 등	농약, 방부제, 산업 폐기물 등

애들아 환경호르몬은 무서운 거다 조심해라~

헉! 환경호르몬이 안 나오는 데가 없는데요?

환경호르몬이 체내에서 성호르몬을 교란시켜

니 몸 알고 내 몸 알면

08

18세인데 몽정을 안 한다면

18세가 됐는데도 한 번도 몽정(정액이 자기도 모르게 나오는 현상)을 경험한 적이 없다고요? 반드시 병적인 것은 아니지만 몇 가지 의학적 혹은 생리적 가능성을 점검해 볼 필요는 있습니다.

몽정은 사춘기 중후반(평균 13~17세 무렵)에 자연스럽게 나타나는 현상입니다. 다만 자위나 성적 활동이 규칙적으로 있는 경우에는 몽정이 생략될 수도 있어요. 이미 정액이 주기적으로 배출되고 있다면 뇌는 굳이 수면 중에 정액을 내보내도록 유도하지 않기 때문이죠. 일부 남성은 몽정 없이도 성인이 되기도 하니까 무조건 걱정할 필요는 없습니다.

하지만 확인해 봐야 할 부분은 분명 존재합니다. 18세가 되도록 한 번도 몽정하지 않았다면 성호르몬에 문제가 있거나 '사춘기 지연'은 아닌지 의심해 봐야 해요.

'사춘기 지연'이란 사춘기에 나타나야 할 신체 변화가 정해진 시기까지 시작되지 않는 상태를 말합니다. 사춘기는 아이가 어른으로 성장하며 몸과 마음이 성숙해지는 시기예요. 남자아이의 경우 보통 만 9~14세 사이에 사춘기가 시작되고, 다음과 같은 변화가 나타나요. 고환과 음경이 커지고, 음모와 겨드랑이털, 수염이 나기 시작하며, 목소리가 굵어지고, 몽정이 일어나는 것 등이죠.

'저성선증'도 의심해 볼 수 있습니다. 저성선증이란 성선의 기능이 저하돼 여성은 난소, 남성은 고환의 기능이 정상보다 더디게 발달하거나 미숙한 상태에 머무는 질환이에요. 테스토스테론과 같은 성호르몬이 충분히 분비되지 않아 몸이 남성으로 성숙하려 해도 '성장 신호'가 약하거나 거의 없어 발달이 늦어지는 현상이죠. 이 상태를 방치하면 성인이 돼서도 성욕 저하, 발기부전, 근육량 감소, 정자 수 감소 등으로 이어질 수 있습니다.

드물게는 뇌하수체 이상 같은 내분비질환, 고환 크기나 위치의 이상(예 : 잠복고환), 또는 음경 발달 이상 같은 생식기 구조 문제와 관련이 있을 수도 있어요.

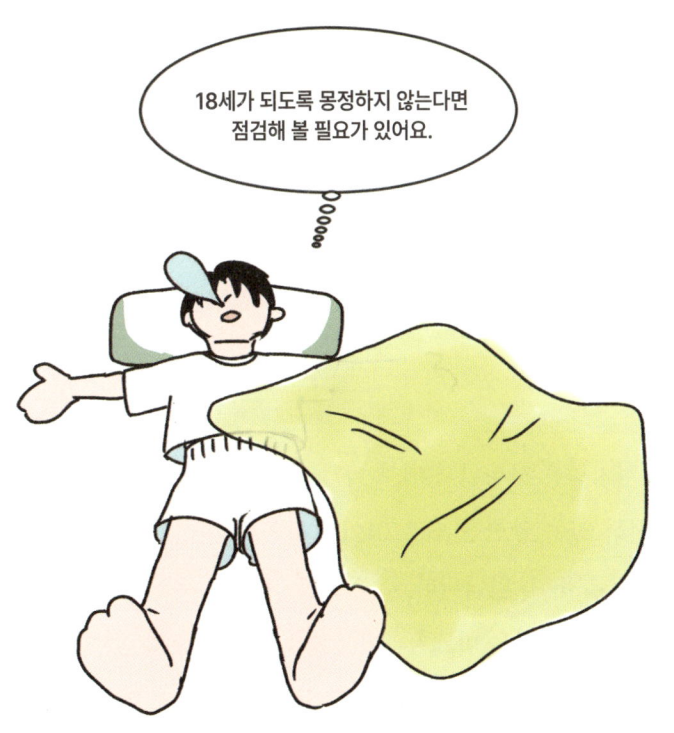

성호르몬에 문제가 있거나 '사춘기 지연'일 수도,
그 외에 '저성선증'이나 내분비질환, 생식기 구조
문제가 관련되어 있을 수도 있어요.

09

정액이 투명해 보인다면

무정자증은 사정한 정액 속에 정자가 없는 상태를 말합니다. 정자가 전혀 없는 완전한 제로(0)이기 때문에 현미경으로 관찰해도 한 마리도 찾을 수 없답니다.

무정자증 여부는 비뇨기과에서 정자 채취를 통해 검사하는 게 가장 정확하지만, 경험 많은 비뇨기과 전문의들은 정액 색깔만 봐도 어느 정도 판단할 수 있다고 합니다. 정자가 없는 정액은 어떤 색깔일까요?

정자는 정낭에서 나오는 액체와 섞여 배출됩니다. 정상 정액은 정자와 함께 섞여 있는 단백질, 효소, 정낭 분비물 때문에 희뿌연 색입니다. 정자가 많으면 더 탁하고 점성이 있는 반면, 정자가 없으면 상대적으로 맑고 묽고 투명하게 보일 수 있어요. 실제로 무정자증인 남성은 자신의 정액이 "투명해요"라고 말하기도 한답니다.

상상해 볼까요? 화려한 꽃무늬 접시에 정자를 많이 포함하고 있는 정액(1)과 정자가 전혀 없는 정액(2)을 올려놓고 비교합니다. (1)이

담겨 있는 접시는 꽃무늬가 잘 안 보이고, (2)가 담겨 있는 접시는 꽃무늬가 선명하게 보입니다.

정액이 맑다고 해서 무조건 무정자증이라고 단정할 수는 없어요. 무정자증은 외관만으로 확진해서는 안 되고, 반드시 비뇨기과에서 정밀한 정액검사를 해야 합니다. 그리고 설령 무정자증이라고 해도 고환에서 정자를 찾을 수 있는 폐쇄성 무정자증일 수 있으니 너무 걱정할 필요는 없습니다.

정액 상태로 본 정자 건강

정액 색깔 / 상태	가능성
탁한 흰색, 점성 있음	정상에 가까움
투명하거나 맑음	정자 수가 적거나 없을 가능성
노란색	오래된 정액, 감염 의심
붉은색	혈액이 섞인 경우(혈정액증)

무정자증 유형

유형	설명	원인
폐쇄성 무정자증	고환에서는 정자가 만들어지지만 통로가 막혀 밖으로 못 나오는 경우	정관 막힘, 부고환 폐쇄 등
비폐쇄성 무정자증	고환에서 정자를 전혀 만들지 못하거나, 극히 적은 수의 정자를 만드는 경우	고환 기능 저하, 호르몬 이상 등

무정자증, 스스로 짐작하는 tips!

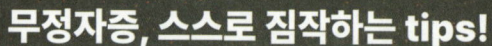

- 🟢 **정상적인 정액**

    색깔: 회백색 또는 유백색
    점도: 약간 끈적이며, 사정 후 10~30분 안에 점점 묽어짐

- 🔴 ⚠ **무정자증이 의심되는 정액**

    1. 맑고 물처럼 흐르는 정액
    → 정자 농도가 낮거나,
    정자가 거의 없는 상태일 수 있음
    (ex: 정자 희소증, 무정자증 등)

    2. 노란빛 또는 초록빛을 띠는 정액
    → 세균 감염 가능성 있음

    3. 붉거나 갈색이 도는 정액
    → 혈액이 섞인 경우로, 고환 외상, 염증 등

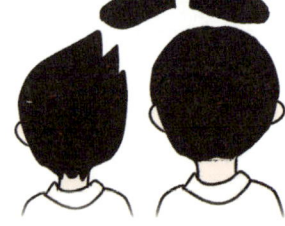

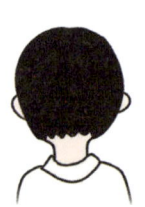
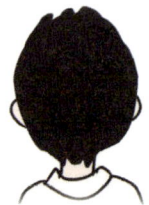
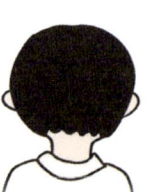

니 몸 알고 내 몸 알면

10

수염이 안 난다면

예전에는 터프가이가 인기였지만 요즘은 예쁜 남성, 꽃미남이 더 인기입니다. 외모에 대한 선호도는 시대에 따라 달라질 수 있죠. 하지만 남성이 수염을 깨끗하게 깎은 게 아니라 아예 없다면 몇 가지를 의심해 봐야 한답니다.

수염은 안드로겐(테스토스테론)의 영향을 받아요. 사춘기 이후 테스토스테론의 작용에 따라 자라죠. 그래서 수염이 적거나 거의 없다면 유전적 체질일 수도 있지만, 호르몬이 부족하거나 기능이 저하된 상태일 수 있답니다.

테스토스테론은 정자 생성에 직접 영향을 주는 호르몬이에요. 고환에서 정자가 잘 만들어지려면 충분한 테스토스테론 농도가 필요해요. 만약 테스토스테론이 선천적으로 적거나, 뇌에서 자극을 잘못 보낸다면 정자 생성이 원활하지 않아서 불임으로 이어질 수 있답니다. 따라서 수염이 나지 않으면 정자 생성에 문제가 있다는 신호일 수도 있는 것이죠.

물론 수염이 나지 않고 피부가 너무 하얗다고 해서 무조건 정자 생성에 문제가 있는 불임남인 것은 아니에요. 하지만 남성호르몬 분비에 이상이 있거나 고환 기능 저하 등이 의심될 수 있으니까 비뇨기과를 방문해서 혈액검사(호르몬 측정) 등을 하는 것이 좋겠죠.

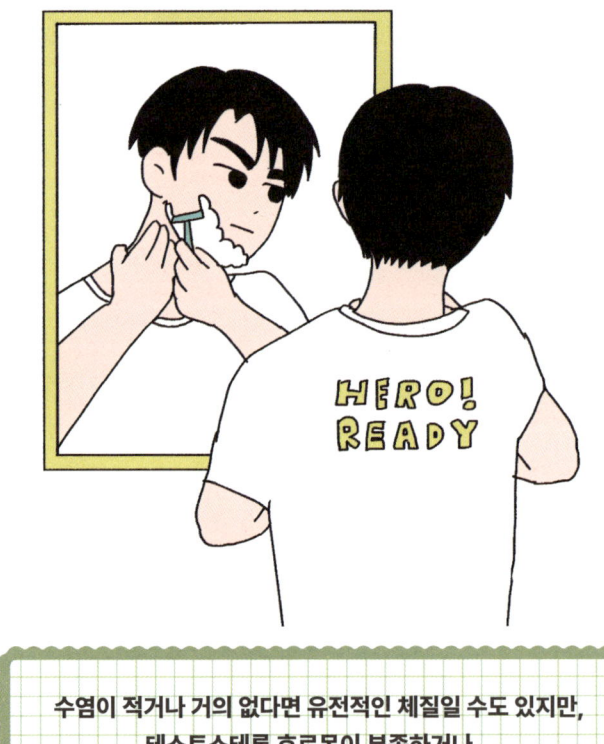

수염이 적거나 거의 없다면 유전적인 체질일 수도 있지만,
테스토스테론 호르몬이 부족하거나
기능이 저하된 상태일 수 있어요.

니 몸 알고 내 몸 알면

11

털은 남성호르몬의 거울

남성에게 털은 단순한 신체적 특징을 넘어 '남성다움'의 심리적 상징이라고 해도 과언이 아니에요. 일부 남성은 개인의 자존감, 남성성과 연관을 짓고 심리적 안정감을 느끼기도 하죠.

사람은 사춘기가 되면서 여러 부위에 털이 자라나기 시작합니다. 수염, 겨드랑이털, 가슴털, 음모, 다리털 등은 단순히 외모의 변화가 아니라 몸속에서 일어나는 호르몬 변화와 생식기능의 발달을 보여주는 신호입니다.

털은 '남성호르몬이 잘 작동하고 있다는 징후'예요. 테스토스테론이라는 남성호르몬에 의해 발달하거든요. 사춘기에 들어서면 고환에서 테스토스테론이 분비되면서 몸에 다양한 변화가 일어나는데, 체모의 발달도 그중 하나입니다. 수염이 자라고, 겨드랑이와 음부에 털이 나는 것은 성적으로 성숙해졌다는 표시이자, 남성호르몬이 정상적으로 작용하고 있다는 신체적 징후인 거죠.

그런데 어떤 남성은 수염이나 가슴 털이 풍성하게 자라는가 하면, 어떤 남성은 나이가 들어도 털이 거의 없는 경우도 있어요. 털이 많다고 반드시 호르몬이 많다는 뜻은 아니고, 털이 적다고 해서 호르몬이 부족한 것도 아니랍니다. 체모의 분포와 양은 유전적 요인에 따라 개인차가 크거든요. 즉 할아버지나 아버지, 형의 체모 특성을 보면 나의 털 패턴도 예측할 수 있습니다.

하지만 사춘기가 지나도록 털이 거의 자라지 않거나, 수염·겨드랑이털·음모가 전혀 생기지 않는다면 건강 상태를 확인할 필요가 있습니다. 특히 호르몬 분비에 문제가 있는 것은 아닌지 점검해 볼 필요가 있어요.

남성의 무모증은 다음과 같은 원인을 의심해 봐야 합니다.

◇ **고환에서 테스토스테론 분비가 부족한 경우**

◇ **뇌하수체에서 성호르몬을 조절하는 호르몬이 잘 나오지 않는 경우**

◇ **저성선증, 클라인펠터증후군 등의 내분비질환**

만약 사춘기가 되고 성인이 됐는데도 무모증이라면 혈액검사를 통해 테스토스테론, FSH(난포자극호르몬), LH(황체형성호르몬) 수치를 확인할 필요가 있답니다.

12

성욕이 너무 많아서 고민이에요

젊은 남성이라면 성욕은 자연스러운 일이지요. 그런데 어떤 남성은 성욕이 너무 강해 감당하기 어려운 경우가 있어요. 특히 10대 후반 ~20대 남성은 성욕이 집착에 가까울 정도로 과해질 수 있습니다. 성욕을 주도하는 테스토스테론의 폭발적 분비로 인해 그럴 수 있어요.

테스토스테론은 사춘기 시작과 함께 급격히 증가해서 20대 중반에 최고치를 찍어요. 그래서 이 시기의 남성들은 성적으로 민감해질 수 있죠. 지극히 자연스러운 생물학적 현상이라고 봐야 합니다.

더구나 이 시기의 남성은 뇌 발달이 아직 덜 끝난 상태예요. 성욕, 충동, 쾌락은 뇌의 보상회로(중뇌, 변연계)에서 시작됩니다. 이 부위는 사춘기와 함께 빠르게 활성화하는 반면, 충동을 억제하고 이성적으로 판단하는 전두엽은 20대 중후반까지 천천히 발달하지요. 따라서 젊은 남성의 경우 성적 충동은 강한 반면, 그걸 절제하는 뇌 부위는 아직 미성숙한 상태라고 보면 됩니다.

그래서 10대에서 20대 초반에는 성욕이 '조절되지 않는 듯' 느껴질 수 있어요. 또 뇌는 반복되는 자극에 민감하게 반응해서 도파민 중독처럼 쾌감에 대한 갈망이 더욱 커질 수 있습니다. 성욕이 성욕을 부르는 식이죠.

이런 경우 운동이나 다른 쪽으로 관심을 돌려 성욕을 발산하는 것이 꼭 필요합니다. 성욕에 너무 집착하다 보면 생활이 망가지는 것은 물론 삶도 망가질 수 있으니까요.

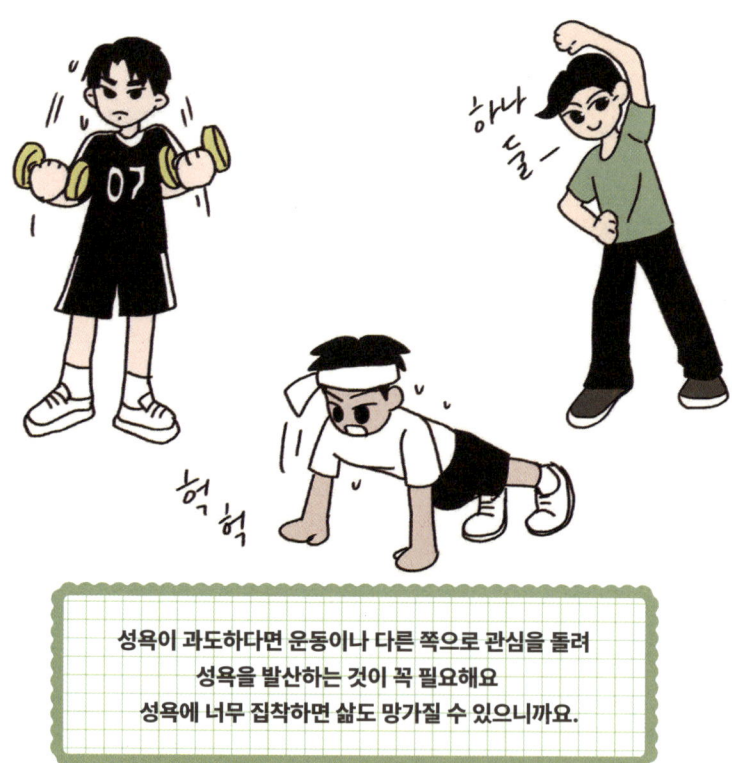

성욕이 과도하다면 운동이나 다른 쪽으로 관심을 돌려
성욕을 발산하는 것이 꼭 필요해요
성욕에 너무 집착하면 삶도 망가질 수 있으니까요.

13

성욕이 전혀 느껴지지 않는다면

성욕이 과도하게 강한 것도 문제지만 성욕이 전혀 없는 것 역시 간과해서는 안 되는 중요한 신호입니다. 특히 청소년기 이후, 20~30대 남성이 성욕을 거의 느끼지 못한다면 그 원인을 세심하게 들여다볼 필요가 있어요. 성욕 저하는 호르몬 이상이나 건강 문제, 심리적 불균형을 나타내는 징후일 수 있거든요.

남성의 성욕은 주로 테스토스테론이라는 호르몬에 의해 조절돼요. 이 호르몬이 부족하면 자연스럽게 성욕도 떨어지고 심한 경우 정자 생산 자체에도 문제가 생길 수 있어요. 고환에서 테스토스테론이 잘 만들어지지 않거나, 뇌에서 고환을 자극하는 FSH(난포자극호르몬), LH(황체형성호르몬) 같은 생식호르몬이 잘 작동하지 않을 때 이런 일이 생길 수 있어요. 과거에 잠복고환 수술을 받았거나, 고환염을 앓은 이력이 있다면 더욱 주의가 필요해요.

혹시 약물을 과다하게 복용하는 것은 아닌지 스스로 되돌아봐야 합니다. 항우울제, 항불안제, 고혈압약, 위장약 등 일상에서 흔히 쓰는 약물 중 일부는 성욕을 낮추는 부작용을 가지고 있어요. 특히 SSRI 계열 항우울제를 복용하면 성욕 저하뿐만 아니라 발기력 저하도 동반될 수 있어요. 약물복용 후 갑자기 성욕이 줄었다면 복용 약물에 그런 부작용이 있는지 확인해 보는 것도 중요해요.

마음이 지쳐도 성욕이 사라집니다. 성욕은 몸만이 아니라 마음 건강과도 깊은 관련이 있거든요. 우울증, 불안, 만성 스트레스에 시달리면 아무리 신체가 건강해도 성욕이 사라질 수 있어요. 뇌에서 분비되는 도파민, 세로토닌 같은 쾌감 관련 호르몬이 제대로 작동하지 않기 때문이죠.

10대와 20대에는 시험 스트레스, 취업 걱정, 대인관계 문제 등의 심리적 부담이 계속되면 생길 수 있는 자연스러운 반응이기도 하니까, 일시적으로 성욕이 사라지는 것에 대해 걱정 안 해도 된답니다.

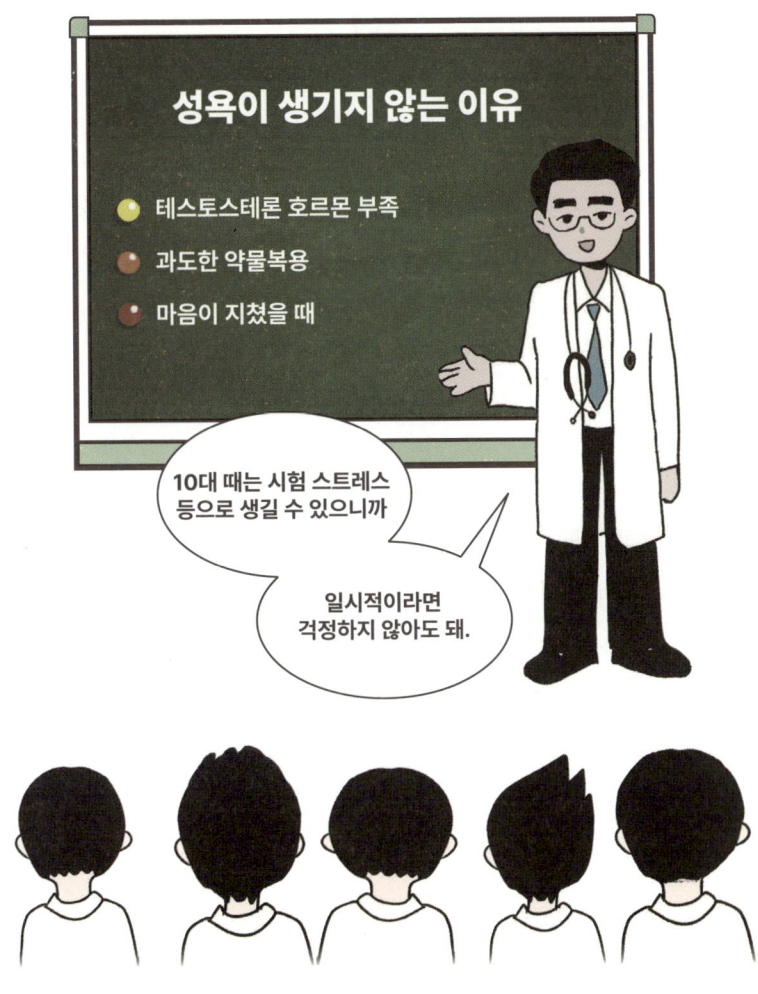

14

과도한 야동 시청이 위험한 이유

한 번쯤은 봤을지 모릅니다. 아니, 지금 빠져 있다고 해도 이상한 건 아니에요. 야동(성인용 영상물)에 대한 관심은 젊은 남성이라면 통과의례처럼 생기는 게 인지상정이니까요.

야동 시청이 단순한 성적 욕망의 해소 수단에 머물면 별문제가 없지만 과하게 반복적으로 시청하면 실제 성기능에 부정적 영향을 끼칠 수 있습니다. 뇌의 보상 시스템, 성적 반응, 심리 상태를 왜곡시켜서 실제 성생활에 문제가 생길 수 있거든요. 그러다 보면 뇌의 보상회로가 무뎌져서 정작 사랑하는 그녀를 만났을 때 성기능이 작동하지 않을 수 있답니다.

야동을 볼 때 뇌는 도파민이라는 쾌감 호르몬을 다량 분비합니다. 이 도파민은 우리가 성적 자극, 사랑, 즐거움 등을 느낄 때 활성화되는 물질이에요. 그런데 야동을 너무 자주 보면 자극에 익숙해져 도파민 수용체가 둔감해지고, 나중에는 실제 성적 접촉으로는 만족을 느끼기 어려워지는 상태가 될 수도 있어요. 이걸 '도파민 내성'이라고 하죠.

야동은 현실보다 훨씬 자극적이고 과장돼 있어요. 다양한 장면, 체위, 상황이 끊임없이 반복되죠. 이런 야동을 과하게 보게 되면 뇌가 이런 비현실적 자극에 익숙해져서 실제 연인과의 관계나 일반적인 성적 경험에서는 도파민이 적게 분비되고, 그만큼 흥분도 잘 안 되거나 발기가 안 되는 일이 생길 수 있어요. 사랑하는 그녀를 만났을 때 이런 일을 겪고 싶지는 않겠죠?

또한 야동에 의존해서 자주 자위하다 보면 대부분 빠르고, 강하고, 반복적인 방식에 익숙해집니다. 이게 습관이 되면 실제 성관계에서 발기 유지나 사정 조절이 어려워질 수 있어요. 현실 자극엔 반응이 약하고, 긴장하거나 심리적 기대에 취약해지면서 발기부전, 조루, 사정 장애로 이어질 수도 있고요.

야동 과다 시청으로 인해 가장 걱정이 되는 부분이 있습니다. 야동 속 인물들은 외모나 능력이 과장돼 있어요. 현실의 자신과 비교하며 끊임없이 "나는 작다" "나는 정력이 부족하다"는 식으로 자신감이 위축될 위험이 있다는 거예요. 진짜 어른다운 사랑은 성 기능으로 하는 게 아닌데도요.

따라서 야동은 가끔, 호기심 수준 정도로만 보기로 해요!

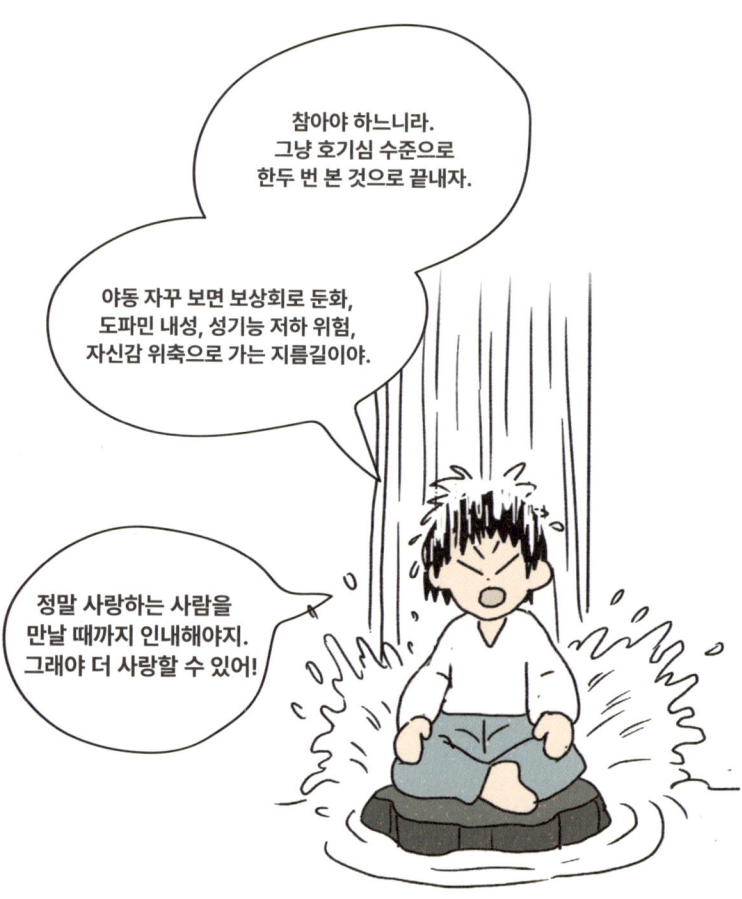

니 몸 알고 내 몸 알면

15

자위를 너무 자주 하면 생기는 문제

　자위는 남성 대부분이 경험하는 자연스럽고 건강한 성적 활동입니다. 자신의 신체 구조를 이해하고, 스트레스를 해소하는 긍정적 역할을 하죠. 하지만 횟수가 지나치게 많아지면 신체적·정신적·성기능 면에서 다양한 문제가 나타날 수 있어요. 특히 사춘기 이후 호르몬이 왕성하게 분비되고, 뇌의 쾌락 회로가 민감하게 반응하는 10~20대 남성은 습관처럼 자위를 반복하다가 문제를 겪는 일이 많아요.

　가장 큰 문제는 뇌가 쾌감에 중독된다는 겁니다. 자위는 도파민이라는 쾌락 호르몬을 분비하게 만들어요. 문제는 자위 빈도가 너무 잦아지면 뇌가 도파민 자극에 익숙해지거나 무뎌져서 점점 더 강한 자극을 원하게 된다는 거예요. 일종의 '쾌감의 내성'이 생기는 것이지요.

　그러면 어떻게 될까요? 더, 더, 더 자극적인 콘텐츠(야동 등)에 의존하게 돼서 실제 성관계나 감정적 연결에서는 흥분이 잘 안 됩니다. 사랑하는 그녀와 사랑하고 싶어 하는 성욕은 넘치는데, 실제 관계에선 무감각하거나 지루해지는 거예요.

지나치게 빠르고 반복적 자위는 발기력과 사정 조절력에 영향을 줄 수 있습니다. 손의 압력이 너무 강하게 가해지는 자위는 성감대 둔감으로 이어지고, 누가 볼까 봐 급하게 끝내려는 습관은 조루증을 만들 수 있습니다. 자극 없이는 발기가 안 되는 심리적 발기부전 남성이 되고 싶나요? 실제로 자위를 자주 하는 10~20대 중에는 정자 수 감소, 성욕 불균형, 사정 후 무기력증을 겪는 경우가 있습니다.

나를 사랑하는 그녀가 이런 나를 좋아할까요?

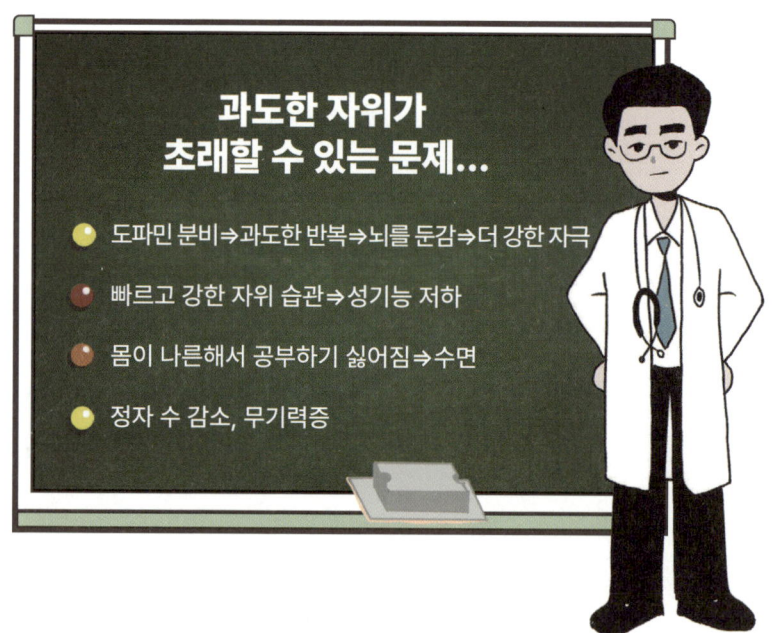

과도한 자위가
초래할 수 있는 문제...

- 도파민 분비⇒과도한 반복⇒뇌를 둔감⇒더 강한 자극
- 빠르고 강한 자위 습관⇒성기능 저하
- 몸이 나른해서 공부하기 싫어짐⇒수면
- 정자 수 감소, 무기력증

16

새벽 발기가 사라졌어요

건강한 젊은 남성이 새벽에 발기가 되지 않는다면 단순한 일시적 현상일 수도 있지만 신체의 문제나 심리적 원인이 있을 수도 있어요. 주의 깊게 살펴볼 필요가 있는 몸의 신호인 거죠. 새벽 발기(또는 아침 발기)는 건강한 남성 기능의 지표이기 때문입니다.

남성은 잠자는 동안 자기도 모르게 평균 3~5회 정도 발기합니다. 특히 렘(REM)수면기(꿈을 꾸는 깊은 수면 단계)에 맞춰 발기가 일어나요. 이는 단순한 성적 자극 때문이 아니라 고환이 잘 작동하고 있는지를 확인하는 자연적 생리현상이에요. 성기 조직의 혈류를 유지하고 발기 능력을 점검하는 '자연 점검 시스템' 역할을 하는 거죠. 그래서 젊은 남성이 평소에는 별다른 문제가 없었는데 갑자기 새벽 발기가 며칠간 전혀 일어나지 않는다면 몸 어딘가에 이상이 있다는 신호일 수 있다는 뜻이에요.

첫 번째로 의심해 볼 수 있는 원인은 수면 부족과 스트레스입니다.
심한 피로나 수면의 질 저하는 렘수면의 비율을 줄여 새벽 발기가
줄어들게 할 수 있어요. 스트레스는 자율신경계의 균형을 무너뜨려
발기 반응을 억제할 수 있고요.

두 번째는 심리적 요인입니다. 우울감이나 불안장애가 있을 경우
뇌의 쾌락 회로가 억제돼 성욕이 줄고, 동시에 새벽 발기도 사라질
수 있어요. 이런 경우는 단순한 피로와 달리 성기능 전반에 영향을
미칠 수 있습니다.

세 번째는 호르몬 이상입니다. 남성호르몬인 테스토스테론은 성욕
과 발기력에 중요한 역할을 하는데, 하루 중 새벽에 많이 분비됩니다.
이 수치가 낮아지면 새벽 발기 역시 줄어들게 됩니다. 성욕 저하, 피로
감, 무기력감 등이 동반된다면 테스토스테론, FSH(난포자극호르몬),
LH(황체형성호르몬) 같은 호르몬 수치를 확인해 볼 필요가 있어요.

네 번째는 혈관 기능 저하입니다. 발기는 혈류에 의해 발생하는 생
리현상이에요. 따라서 고혈압, 당뇨, 고지혈증, 흡연 등은 혈관의 탄
력성과 흐름을 떨어뜨려 새벽 발기가 줄어드는 원인이 될 수 있어요.
이 경우는 종종 조기 발기부전의 전조 증상으로 나타나기도 하죠.

다섯 번째는 약물의 영향을 고려할 수 있습니다.
항우울제, 항불안제, 고혈압약, 수면제 등 일부 약물은 중추신경
계나 말초 혈관에 작용해 발기 반응을 약화시키는 부작용을 유발할

수 있어요. 특정 약물을 복용한 이후부터 새벽 발기의 빈도가 줄었다면 그 약물과의 연관성을 의심해 볼 수 있습니다.

　새벽 발기가 일어나지 않는 현상은 단순한 피로나 컨디션 저하에 따른 일시적 변화일 수 있어요. 하지만 반복적으로 지속된다면 남성호르몬, 혈관, 수면, 심리 등 전반적 건강 상태를 점검해야 할 중요한 신호일 수 있습니다. 자각 증상을 무시하지 말고 호르몬 검사, 수면 평가, 심리상담, 혈관 기능 검진 등을 통해 문제의 원인을 찾아보는 것이 바람직합니다.

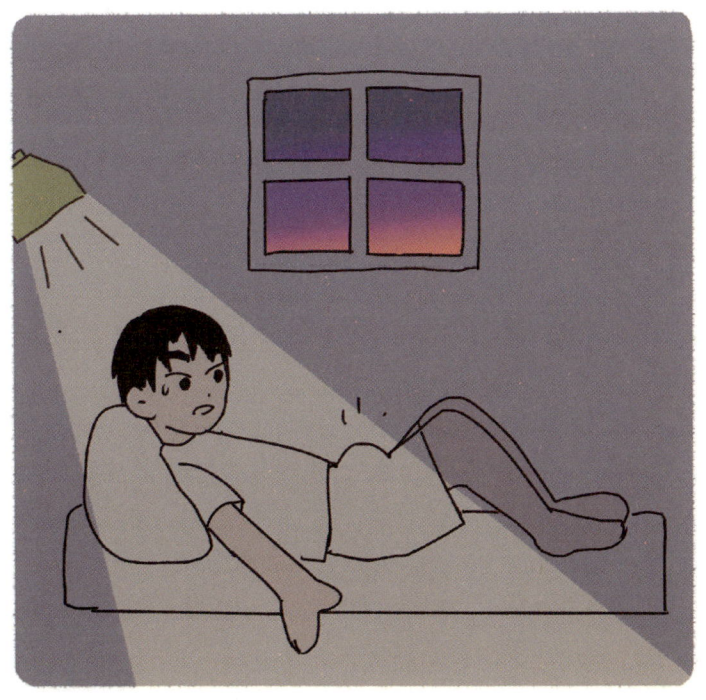

17

과체중이 남성 생식 능력에 미치는 진짜 영향

과체중 남성이라면 주목하세요. 고도비만은 당연하고, 과체중인 남성도 생식능력(정자 수, 정자 질, 성호르몬 수치 등)이 저하될 수 있으니까요. 비만은 단순히 체중 문제를 넘어서 호르몬 불균형, 염증, 열, 지방조직의 영향 등 복합적으로 문제를 발생시켜요. 무엇보다 남성으로서 얼마나 비참한 결과를 초래하는지 설명할게요.

비만은 단순히 체중이 많이 나가는 것만을 의미하지 않습니다. 몸에 지방이 지나치게 많으면 몸 전체의 균형을 무너뜨릴 수 있고, 특히 남성의 생식능력에 영향을 미칠 수 있답니다.

지방은 단순한 저장고가 아니에요. 지방조직은 호르몬을 만들어내는 기관이거든요. 그런데 몸에 지방이 너무 많아지면 남성에게 꼭 필요한 테스토스테론(남성호르몬)의 수치는 낮아지고, 반대로 에스트로겐(여성호르몬)은 높아질 수 있어요. 이러한 변화는 고환이 정자를 만들어내는 기능을 방해할 수 있습니다.

또한 비만 상태에서는 고환 주변의 온도가 정상보다 높아지기 쉬워요. 고환은 시원한 환경에서 정자를 잘 만들어요. 체온이 높아지면 정자 생산이 줄어들게 되죠. 이로 인해 정자 수가 줄어들거나 정자의 운동성이나 형태가 비정상적으로 될 수도 있어요.

더 끔찍한 이야기를 할게요. 고도비만은 몸 전체에 만성적 염증 상태를 유발해요. 염증은 정자 DNA를 손상할 수 있어요. 혹시 임신이 되더라도 착상이 어렵거나 유산 위험이 커질 수 있는 거죠.

장차 아빠가 돼야 하는 귀한 몸이잖아요. 설령 지금은 '나는 결혼도 안 하고 애도 안 낳을 거야'라고 생각할지 모르지만, 단정하지 마세요. 앞날은 아무도 모릅니다. 어느 날 운명의 사람을 만나 그녀와 꼭 닮은 2세를 갖고 싶을 가능성이 크니까요.

이제부터라도 건강한 식습관과 규칙적 운동을 통해 체중을 줄이면 남성호르몬 수치와 정자 상태가 다시 회복될 수 있습니다. 몸이 가벼워지고 건강해지면 생식능력도 자연스럽게 좋아질 수 있고요.

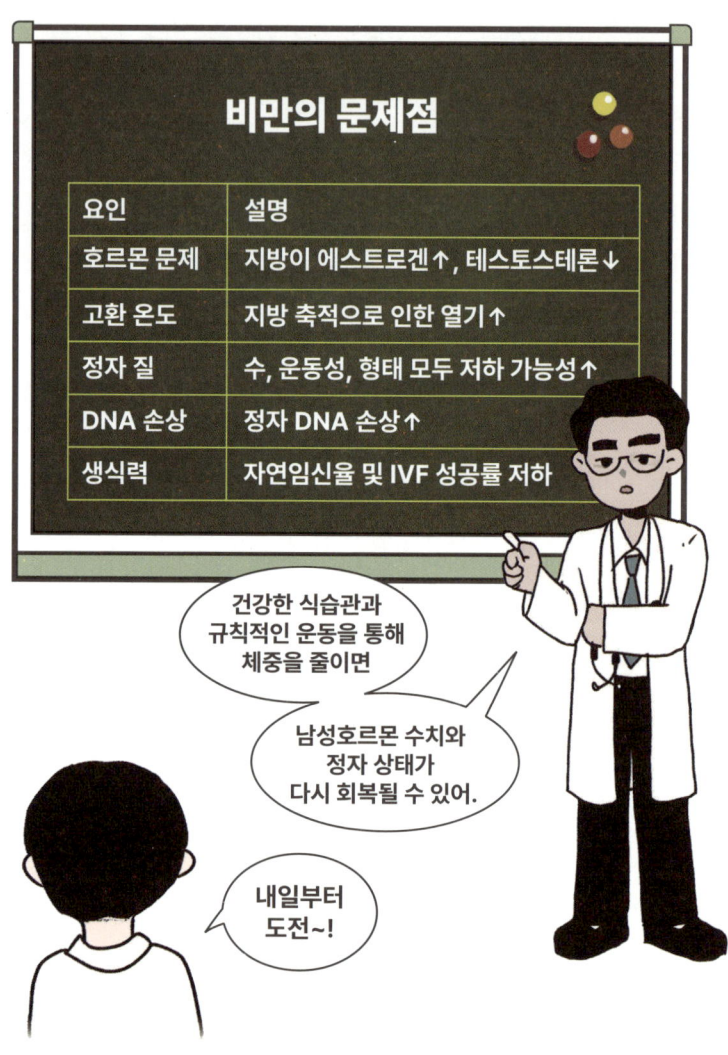

비만의 문제점

요인	설명
호르몬 문제	지방이 에스트로겐↑, 테스토스테론↓
고환 온도	지방 축적으로 인한 열기↑
정자 질	수, 운동성, 형태 모두 저하 가능성↑
DNA 손상	정자 DNA 손상↑
생식력	자연임신율 및 IVF 성공률 저하

건강한 식습관과
규칙적인 운동을 통해
체중을 줄이면

남성호르몬 수치와
정자 상태가
다시 회복될 수 있어.

내일부터
도전~!

니 몸알고 내 몸알면

18

단백질 보충제와 남성 생식력의 관계

몸짱이 되고 싶어서 매일같이 단백질 보충제를 챙겨 먹는 남성이 늘고 있어요. 그런데 탄탄한 몸을 만들기 위해 시작한 보충제 섭취가 오히려 정자 수 감소와 생식기능 저하로 이어질 수 있어요. 적당량 섭취는 도움이 될 수 있겠지만 과하게 먹거나 잘못된 제품을 선택하면 오히려 해가 될 수 있는 거죠.

단백질 보충제 중에는 근육을 빠르게 키우기 위해 스테로이드나 호르몬 유사 성분을 넣는 경우가 있어요. 이런 물질은 몸속의 남성호르몬 균형을 깨뜨리고, 고환이 직접 테스토스테론을 만들 필요가 없다고 착각하게 만들어 정자 생산을 멈추게 할 수 있답니다. 남성의 생식력, 즉 정자의 수와 질, 고환 기능에 나쁜 영향을 줄 수 있는 거죠. 심하면 정액 안에 정자가 전혀 없는 무정자증이 되기도 합니다.

심지어 저품질 보충제는 중금속이나 화학첨가물이 섞여 있을 수 있어요. 정자의 DNA를 손상하는 독성 작용까지 일으킬 수 있답니다.

몸짱이 되려다가 자칫 남성성을 잃게 될 수도 있는 거죠.

성분이 적합한 좋은 품질의 제품이라도 너무 많은 단백질을 장기간 섭취하면 간과 신장에 부담을 주고, 몸속 환경이 정자에 적합하지 않게 변할 수도 있어요.

따라서 단백질 보충제를 먹기 전에 제품을 주의 깊게 골라야 합니다. 성분표를 꼼꼼히 확인하고, 믿을 수 있는 제품을 선택해야 합니다. 그리고 하루 권장량(체중 1kg당 1~2g)을 지키면서 섭취해야 합니다. 가장 좋은 방법은 단백질을 달걀, 생선, 두부 등 천연 식품으로 보충하는 거예요.

원인	생식에 미치는 영향
스테로이드 유사 성분	테스토스테론 억제, 고환 위축, 정자 수 감소
과도한 단백질 섭취	대사 환경 변화, 신장 부담, 정자 생성 환경 악화
저품질 보충제	중금속/첨가물로 인한 정자 독성, DNA 손상 가능성

19

오래 앉아 있으면 슈퍼맨이 될 수 없어요

남성은 10대 중반~20대 중반까지가 호르몬 분비의 절정 시기입니다. 남자를 더 남자답게 만드는 남성호르몬이 엄청나게 분비되는 최절정의 청춘 시기에 온종일 책상 앞에만 앉아 있어야 한다니 억울하지요?

너무 억울해하지 마세요. "왜 하필 10대에 공부해야 하냐?"고 볼멘소리를 하겠지만 뇌 발달과 사회 환경, 그리고 생물학적 요인까지 연결돼 있어서 그렇답니다.

이 시기는 성장호르몬, 성호르몬이 폭발하면서 육체적 에너지가 넘쳐나기도 하지만, 뇌 시냅스 가지치기(pruning)가 활발한 때이기도 합니다. 언어나 수학, 과학 같은 인지적 학습에 가장 적합한 시기여서 이때 집중적으로 공부하게 하는 거랍니다. 반복적인 공부를 통해 인내심도 기르고, 학습 능력과 추상적 사고력을 높여 전두엽을 최종적으로 발달시킬 수 있거든요.

그렇다고 해도 온종일 책상 앞에 앉아서 공부만 하고 있으면 안됩니다. 운동과 걷기 등을 통해 바깥 활동도 적당히 해야 해요. 너무 오랜 시간 앉아 있는 생활 습관은 남성의 정자 건강과 호르몬 분비에 악영향을 줄 수 있거든요.

고환은 정자를 만들기 위해 체온보다 2~3도 낮은 온도를 유지해야 합니다. 그런데 너무 오랫동안 앉아 있으면 허벅지와 음낭 사이가 밀착되며 통풍이 어렵고, 고환 주변 온도가 올라가게 돼요. 이는 정자 수 감소와 운동성 저하, 정자 DNA 손상으로 이어질 수 있어요.

또한 앉아 있는 시간이 길어지면 하체의 혈액순환이 원활하지 않아 고환으로 가는 혈류 공급이 줄어들고, 이로 인해 정자 생산에 필요한 산소와 영양분이 부족해질 수 있어요. 장시간 앉아 있는 습관은 정계정맥류의 위험도 높이게 되지요.

운동 부족과 함께 앉아 있는 시간이 길어질수록 남성호르몬인 테스토스테론의 수치도 점차 감소할 수 있어요. 이는 성욕 저하, 무기력, 복부 비만, 정자 품질 저하 등의 문제로 이어질 수 있어요. 공부가 아닌 게임 때문에 온종일 의자에 앉아 있어도 마찬가지겠지요.

공부하든 게임을 하든 반드시 일정 시간마다 일어나서 가볍게 몸을 움직여주고, 통풍이 잘되는 의자와 속옷을 선택하며, 규칙적으로 운동해야 합니다. 그래야 슈퍼맨이 될 수 있답니다.

20

남성은 햇볕 아래에서 강해진다

우리나라 19금 영화를 보면 대부분 마당쇠가 양반집 도령보다 정력이 강한 것으로 그려집니다. 맞아요. 정말 그렇답니다. 왜 그럴까요? 여러 가지 이유가 있겠지만 가장 큰 비결은 햇볕에 있습니다. 햇볕은 남성성을 강화시키는 비밀 병기 중 하나라고 해도 과언이 아니에요.

햇볕은 우리 몸의 생리적 기능에 중요한 영향을 미치는 자연의 자극입니다. 특히 남성의 경우 햇볕을 적절히 쬐는 것이 호르몬 분비, 신진대사, 심리 안정 등 여러 면에서 신체와 정신을 더 건강하게 만들어주는 역할을 합니다.

햇볕을 받으면 우리 몸은 피부에서 스스로 **비타민D**를 만들어냅니다. 비타민D는 뼈 건강뿐 아니라 남성의 테스토스테론(남성호르몬) 분비와도 밀접한 관련이 있는 영양소입니다. 연구에 따르면 비타민 D 수치가 높은 남성이 낮은 남성보다 테스토스테론 수치가 더 높게 나타난다고 합니다. 하루 3,000 IU의 비타민D를 1년간 복용한 남성 그룹에서 남성호르몬 수치가 약 20% 증가했어요.

테스토스테론은 정자 생성, 성욕, 근육 형성, 에너지 유지 등 남성 건강의 핵심 요소로 작용하는 호르몬입니다. 따라서 햇볕을 통해 비타민D가 충분히 생성되면 결과적으로 남성호르몬의 균형 유지에 도움이 되며, 이는 생식기능과 성기능을 포함한 전반적 남성성 향상에 긍정적 영향을 줄 수 있습니다.

햇볕은 **정신 건강**에도 이로운 자극입니다. 햇볕을 쬐면 뇌에서는 세로토닌이라는 기분 안정 호르몬이 분비되며, 이는 스트레스 완화와 우울감 감소에 도움을 줍니다. 정신적으로 안정된 상태는 남성호르몬의 분비를 촉진하며, 성기능 유지와 생식 건강에도 간접적인 긍정 효과를 끼쳐요.

그러니 꼭 하루 15~30분 정도는 햇살 아래에서 걸어야 해요. 그 정도면 비타민D를 자연스럽게 생성하기에 충분한 것으로 알려져 있어요. 오전 10시~오후 3시 사이가 가장 좋아요. 학교 수업 때문에 힘들다면 점심시간이라도 햇볕 아래 서 있기를 실천해 보세요.

햇볕을 쬘 때는 팔, 다리, 얼굴 등을 노출하는 게 좋아요. 그런데 햇볕을 과도하게 받으면 피부 손상이나 자외선에 의한 위험이 생길 수 있으므로 선크림을 바르는 등 자외선 차단에 유의하면서 적정 시간 이내로 하는 게 좋습니다.

햇볕은 남성의 몸과 마음을 더 강하고 균형 있게 만들어주는 자연의 자극입니다. 테스토스테론 분비를 촉진하고, 기분을 안정시키며, 면역력과 에너지를 높이는 햇볕의 작용은 남성 건강을 지키는 데 중요한 역할을 합니다. 자연과 가까이하는 생활이야말로 건강한 남성을 만드는 첫걸음입니다.

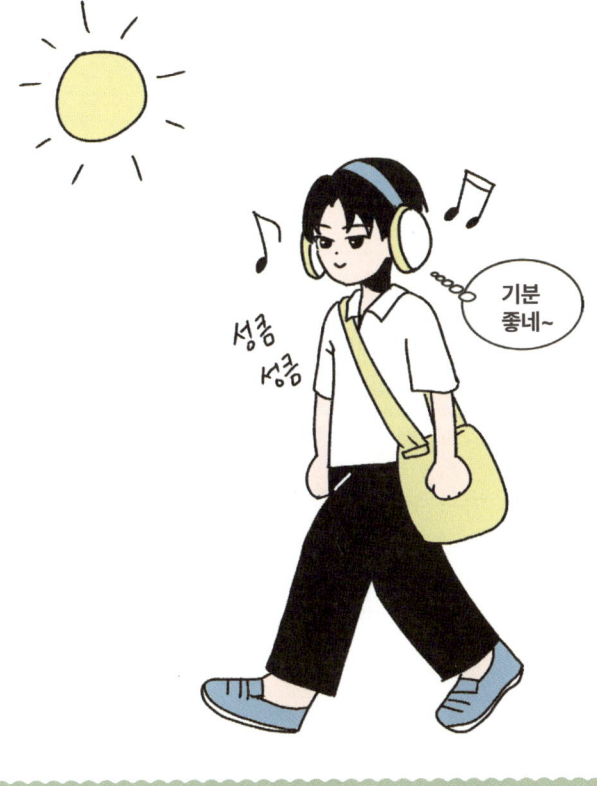

<하루 15~30분 햇볕을 받아요>
비타민D 생성으로 테스토스테론(남성호르몬) 증가
정신 건강에도 이로운 자극

진짜 슈퍼맨이 되는 5가지 비결

사춘기 남성이라면 누구나 한 번쯤 '생식력도, 성기능도 완벽한 남자가 되고 싶다'는 생각을 해본 적이 있을 거예요. 이른바 '슈퍼맨'이죠. 진짜 슈퍼맨은 하늘을 나는 사람보다 몸속 깊은 곳까지 강하고 건강한 사람이니까요. 남성에게 생식기능과 성기능은 단순히 성적 능력을 넘어서 에너지, 자신감, 생명력을 높이는 핵심 요소라할 수 있어요.

슈퍼맨 같은 남성의 능력은 선천적으로 타고나기도 하지만 생활습관을 조금만 바꾸고 몸과 마음을 돌보는 것만으로도 누구나 강하게 만들 수 있습니다. 그 핵심 비결 5가지를 알아볼까요?

첫째, 고환을 시원하게 해야 합니다. 정자는 고환에서 만들어지는데, 고환은 체온보다 약간 낮은 온도를 좋아합니다. 그래서 음낭이 몸속에 있지 않고 몸 바깥으로 나와 있는 거예요. 하지만 꽉 끼는 속옷을 입거나, 뜨거운 사우나에서 오래 있거나, 노트북을 허벅지에 올려놓고 오래 작업하면 고환 온도가 올라가 정자 생산에 방해가 될 수 있어요. 고환은 항상 시원하고 통풍이 잘되는 상태로 유지하는 것이 중요합니다.

둘째, 운동은 최고의 생식력 강화제입니다. 운동하면 몸속 순환이 활발해지면서 고환과 뇌에 더 많은 산소와 영양이 공급돼요. 특히 하체를 많이 쓰는 운동은 남성호르몬인 테스토스테론의 분비를 촉진하는 데 큰 도움이 됩니다. 테스토스테론은 정자 생성은 물론 성욕과 발기력, 전반적 생식기능에 매우 중요한 역할을 해요. 꾸준한 운동은 슈퍼맨의 기본입니다.

셋째, 정자는 먹는 음식에 따라 달라집니다. 먹는 음식은 혈액을 만들고, 그 혈액은 정자에도 영향을 줍니다. 정자는 매우 섬세한 세포여서 무엇을 먹느냐에 따라 양과 질이 달라질 수 있어요. 정자에 좋은 영양소는 다음과 같아요.

◎ 아연 : 정자 생성에 필수 → 굴, 견과류, 소고기

◎ 엽산 : DNA 복제 보조 → 브로콜리, 시금치

◎ 비타민 C·E : 정자 산화 방지 → 과일, 해바라기씨, 올리브오일

◎ 오메가-3 지방산 : 정자막 보호 → 고등어, 연어 등

넷째, 꿀잠을 자야 해요. 수면은 남성호르몬을 회복시킵니다. 잠을 푹 자는 것만으로도 테스토스테론이 자연스럽게 회복돼요. 특히 밤 11시~새벽 2시 사이는 호르몬이 활발하게 분비되는 시간대입니다. 이때 숙면을 취해야 몸도, 정자도, 성기능도 회복됩니다. 반대로 늦게 자거나 수면 시간이 부족하면 호르몬이 제대로 만들어지지 않아 성욕과 활력이 떨어질 수 있어요. "잠이 보약"이라는 말은 생식 건강에서도 예외가 아니랍니다.

다섯째, 스트레스는 성기능의 가장 큰 적입니다. 정자와 성기능은 몸만의 문제가 아니에요. 스트레스를 계속 받거나 우울감이 지속되면 성욕은 물론 발기력, 사정 조절 능력도 떨어질 수 있어요. 게다가 불안이나 자책, 중독성 성행동(과도한 야동 시청, 강박적 자위 등)은 실제 성 기능을 왜곡시켜 현실의 성적 관계에 적응하기 어렵게 만들기도 해요. 몸과 마음이 모두 건강해야 성기능도 제대로 작동합니다. 심리적으로 안정되고, 사랑받고, 여유를 느낄 때 남성의 몸은 진짜 실력을 발휘하게 돼요.

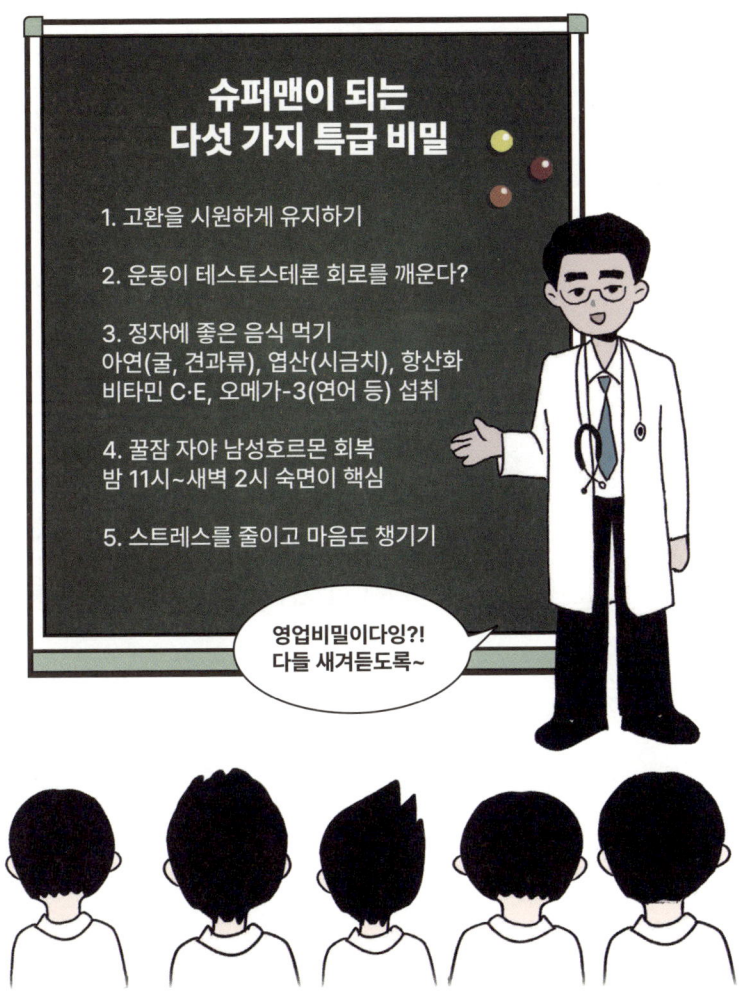

22

단 한 번의 성관계로 임신이 되는 이유

"한 번인데, 괜찮겠지?"

하지만 실제로는 '단 한 번'의 성관계로도 임신이 될 수 있어요. 그것도 아주 드물고 특별한 일이 아니라 의학적으로 충분히 가능한 일이랍니다.

여성의 몸은 매달 한 번씩 난자를 배란해요. 이 난자는 배란된 뒤 12~24시간 정도만 살아 있고, 그 시간 안에 정자와 만나야 수정이 돼요. 그런데 정자는 여성의 몸속에서 최장 5일간 생존할 수 있어요. 그래서 배란일 전 며칠 사이에 성관계했다면 정자와 난자가 만나 임신이 될 가능성이 생기는 거죠.

특히 건강한 10대 후반~20대 초반은 배란일 근처에 단 한 번만 성관계해도 30% 정도의 확률(30세부터는 15%)로 임신이 될 수 있어요. 정말이지 가는 날이 장날인 거죠.

더구나 여성은 생리주기가 불규칙한 경우는 물론이고, 생리주기가 일정하더라도 배란 시기는 매달 조금씩 달라질 수 있기에 '안전한 날'이라는 것은 믿을 수 없어요.

성관계는 감정과 몸이 함께 연결되는 중요한 경험이에요. 하지만 동시에 생명이라는 책임과 연결되는 행위이기도 합니다. 피임하지 않거나, 피임이 완벽하지 않았다면 단 한 번의 관계로도 새 생명이 탄생할 수 있으니까, 행동하기 전에 먼저 생각하는 습관을 길러야 한답니다. 생명은 단 한 번의 '정확한 순간'으로 시작되는 법이니까요.

그런 의미에서 피임은 상대방을 위한 배려이자, 나 자신을 위한 준비입니다. 제대로 된 지식 없이 성관계하는 건 미래의 나에게도, 상대방에게도 큰 상처를 줄 수 있다는 걸 간과해서는 안 되겠지요?

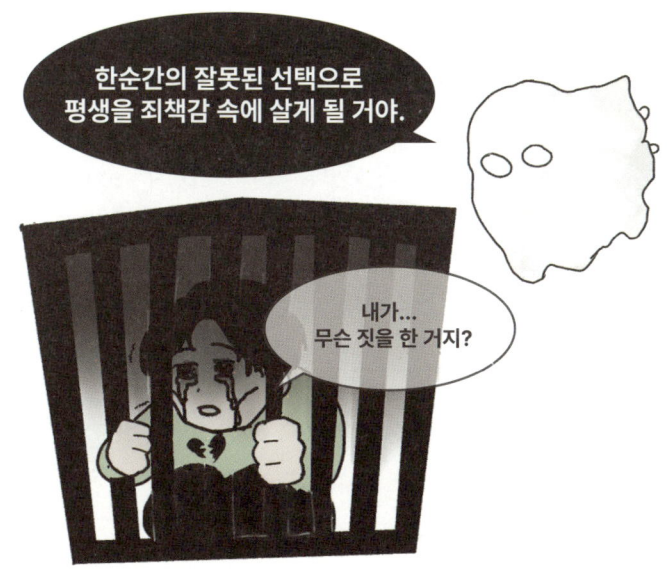

23

피임 실패와 감염 막는 올바른 콘돔 사용법

콘돔은 임신을 예방하고 성병을 차단하는 데 효과적인 피임 도구입니다. 올바르게 사용할 경우 성적 건강을 지키는 데 매우 유용한 수단이지만, 잘못 사용하면 오히려 피임 실패나 감염 위험을 높일 수 있습니다. 따라서 콘돔 사용은 정확한 사용법을 알고 실천하는 것이 중요합니다.

첫 번째로 **유통기한**이 지난 콘돔을 사용하면 문제가 될 수 있어요. 오래된 콘돔은 고무 재질이 약해져 찢어질 위험이 크고, 이로 인해 피임 효과나 감염 차단 기능이 떨어질 수 있습니다.

두 번째는 **착용 방법**이 부정확한 경우입니다. 콘돔을 뒤집어서 착용하거나, 공기를 빼지 않고 착용하면 사정 시 내부 압력이 증가해 콘돔이 터지거나 정액이 흘러내릴 수 있습니다. 또한 성관계 도중에 콘돔이 벗겨지면 정액이 질 내부로 유입돼 피임에 실패하거나 감염 위험이 높아집니다.

세 번째는 **윤활 부족**으로 인한 마찰 손상입니다. 질이 충분히 촉촉하지 않거나 콘돔이 건조한 상태인 경우, 성관계 중 마찰로 인해 콘돔이 찢어질 수 있어요. 이때는 수용성 윤활제를 함께 사용하는 것이 안전합니다. 오일 성분이 있는 윤활제나 로션은 콘돔 재질을 손상시킬 수 있어 사용을 피해야 합니다.

네 번째는 **사용 후 처리의 부주의**입니다. 사정 직후 페니스가 완전히 이완되기 전에 콘돔을 잡고 천천히 빼내지 않으면 콘돔 내부의 정액이 새거나 질 내부에 콘돔이 남아 있을 수 있어요. 또한 사용한 콘돔을 재사용하는 것은 절대 안 되며, 한 번 사용한 콘돔은 반드시 버려야 합니다.

마지막으로 **콘돔 재질에 알레르기 반응**을 보이는 사람이 있습니다. 특히 라텍스 콘돔에 민감한 경우 가려움, 발진, 따가움이 발생할 수 있습니다. 이럴 때는 '라텍스 프리 콘돔(폴리우레탄 등)'을 사용하는 것이 좋아요.

콘돔은 올바르게 사용할 때만 피임과 감염 예방의 효과가 보장되는 도구입니다. 작은 실수 하나가 피임 실패나 성병 감염으로 이어질 수 있으므로 사용 전 제품 상태를 확인하고, 착용법과 사용 후 처리까지 신중히 관리하는 것이 매우 중요합니다.

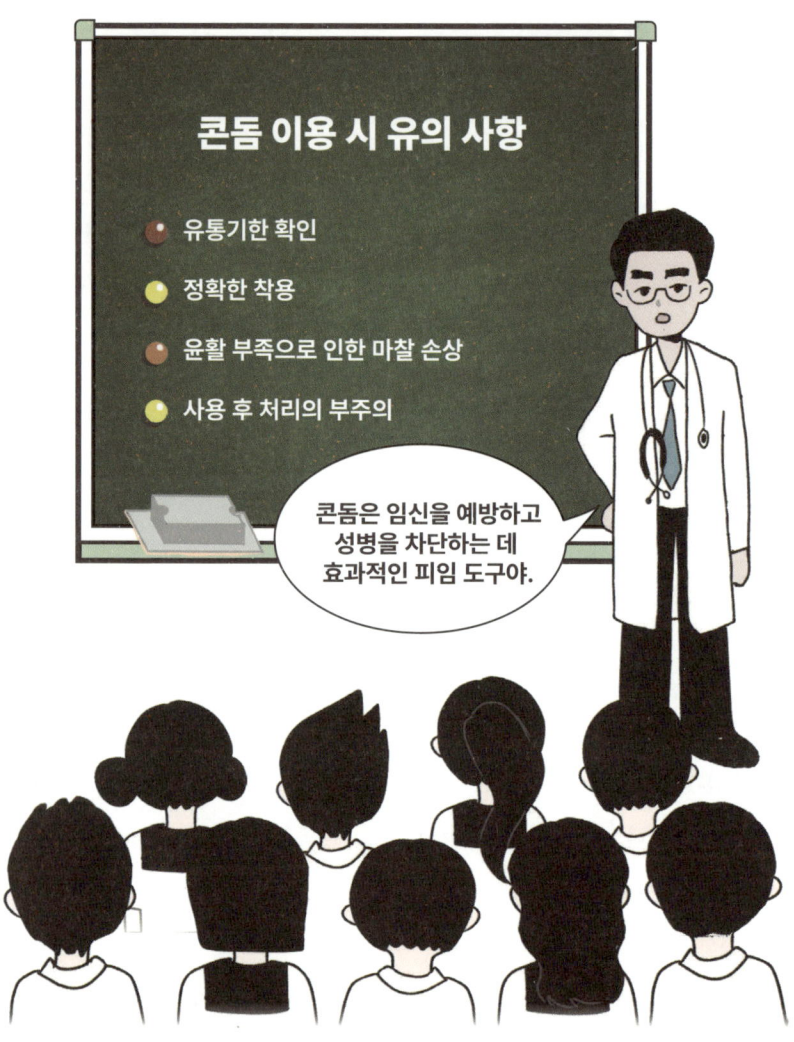

24

페니스가 간지러워요

만약에 성기와 그 주변이 간지럽다면 그냥 넘기지 말고 꼭 원인을 찾아 치료해야 합니다. 단순한 피부 자극이거나 알레르기일 수도 있지만, 혹시라도 감염이나 성병과 관련된 증상일 수 있기 때문입니다.

가장 흔한 원인은 위생 상태에 따른 일시적 자극입니다. 땀이 많이 나거나 꽉 끼는 속옷을 착용하면 성기 주변이 습하고 밀폐된 상태가 되어 피부가 자극을 받아 가려움증이 생길 수 있습니다. 이러한 경우는 샤워 후 충분히 건조하고 통풍이 잘되는 옷을 입으면 대부분 호전됩니다.

두 번째로는 **곰팡이 감염(주로 칸디다균)**이 원인일 수 있습니다. 성기나 귀두에 하얀 분비물, 붉은 발적, 가려움과 따가움이 함께 나타난다면 곰팡이에 의한 감염을 의심할 수 있습니다. 고온다습한 환경이나 불충분한 위생 상태에서 잘 발생하며, 항진균제 연고나 약물 치료로 관리할 수 있습니다.

세 번째로는 **접촉성 피부염**이나 **알레르기 반응**일 수 있습니다. 새로 바꾼 비누, 콘돔의 재질, 윤활제, 세탁 세제 등이 자극을 일으켜 성기 부위에 가려움이나 붉은 반점이 생길 수 있습니다. 의심되는 물질과 접촉을 중단하고 피부 진정 치료를 받으면 증상이 완화됩니다.

간혹 **기생충 감염,** 특히 **사면발니(음모 이)**가 원인인 경우도 있습니다. 음모 부위가 지속적으로 가렵고, 자세히 보면 음모 속에 작은 벌레나 알이 보일 수 있으며, 푸른 반점이 생기기도 합니다. 성접촉이나 침구류를 통해 전염되며, 약용 로션과 철저한 위생 관리로 치료 가능합니다.

가장 주의해야 할 원인은 **성병(성 매개 감염증)**입니다. 가려움과 함께 이상 분비물, 수포, 궤양, 배뇨 시 통증, 발열 등의 증상이 동반될 경우 **클라미디아, 임질, 생식기 헤르페스, 곤지름, 옴** 등의 성병을 의심해야 합니다. 이러한 질환은 감염성이 있으며, 치료하지 않으면 만성 염증이나 불임 등으로 이어질 수 있으므로 증상이 있으면 빨리 병원 진료를 받아야 합니다.

성기의 가려움은 대부분 일시적이지만 증상이 지속되거나 반복된다면 단순한 피부 자극이 아닌 의학적 치료가 필요한 질환의 신호일 수 있습니다. 특히 통증, 분비물, 발진 등의 증상이 함께 나타난다면 그냥 넘기지 말고 비뇨기과나 피부과에서 정확한 검사를 받는 것이 바람직합니다.

중요한 그곳, 가렵다면?

증상	의심 질환	대응 방법
샤워 후 일시적 가려움	땀 자극, 피부 자극	청결 유지, 통풍
붉은 피부, 하얀 분비물	칸디다증 (곰팡이)	항진균제 치료
수포, 분비물, 통증	성병 (헤르페스, 임질 등)	반드시 진료 필요
가려움+음모 속 이물감	사면발니	약용 로션, 위생 처리
자극 후 반복되는 붉은 발진	접촉성 피부염	원인 제거, 진정 치료

Chapter 3

책임질 줄 아는
사랑

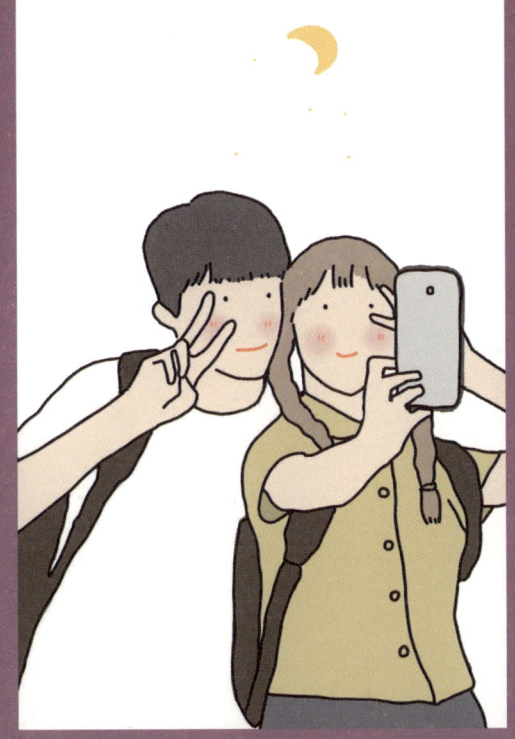

사랑은 심장이 아니라 뇌에서 시작된다

흔히 "사랑은 심장에서 시작된다"고 말합니다. 마음에 드는 이성을 만나면 심장이 콩닥콩닥 뛰기 때문이지요. 물론 사랑은 심장으로 느끼는 감정이기도 하지만, 실제로 사랑의 시작은 물론 감정의 변화까지 모두 뇌에서 비롯되는 생물학적 반응입니다. 따라서 정확히 말하면, 사랑의 진짜 사령탑은 심장이 아닌 뇌라고 할 수 있습니다.

사랑을 느낄 때 뇌에서는 다양한 신경전달물질이 분비되기 시작해요. 대표적으로 도파민, 옥시토신, 세로토닌, 바소프레신 등이 있죠. 이 물질은 각각 설렘·애착·안정감·집착 등 다양한 감정 상태를 조절하는 역할을 하며, 사랑이라는 복합적 정서를 구성하는 데 기여해요.

도파민은 사랑의 초기에 활발히 분비되는 '쾌감 호르몬'으로 상대와 함께 있을 때 기분이 좋아지고 기대되는 감정을 만들어냅니다. 보상 시스템과 연결돼 사랑하는 사람을 떠올릴 때마다 뇌는 마치 보상을 받는 듯한 즐거움을 느낍니다.

옥시토신은 흔히 '포옹 호르몬' 또는 '신뢰 호르몬'으로 불립니다. 스킨십과 대화, 교감이 쌓일수록 분비량이 늘어나 상대방과 유대감을 강화하고 안정된 애착 관계를 형성하게 돕습니다.

세로토닌은 감정의 균형을 조절하는 물질로, 사랑이 불안정하거나 집착으로 흐르지 않도록 도와줍니다.

바소프레신은 특히 남성의 애착 형성과 독점적 감정에 깊이 관여하는 호르몬으로 알려져 있습니다.

사랑할 때 심장이 두근거리는 것은 뇌에서 발생한 자극이 자율신경계를 통해 심장의 박동을 증가시키기 때문이에요. 다시 말해 우리가 흔히 말하는 "심장이 뛴다"는 표현은 뇌가 사랑이라는 감정을 인식하고, 그 신호를 몸에 전달한 결과인 셈이죠.

결국 사랑은 감성적 감정이지만 모든 출발점은 뇌의 신경회로와 호르몬 작용에서 시작되는 생물학적 반응입니다. 우리는 사랑을 마음으로 느끼지만 사실 그 마음을 설계하고 작동시키는 것은 뇌입니다. 그래서 사랑을 가장 먼저 알고, 가장 깊이 반응하는 기관은 바로 뇌인 것이죠.

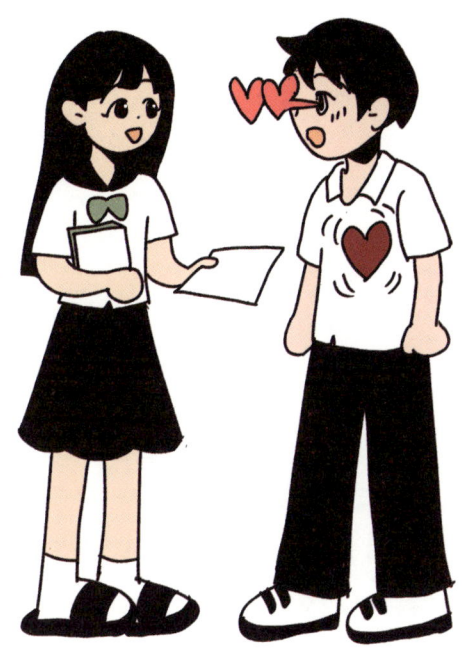

사랑은 심장이 아니라 뇌에서 시작
뇌에서 도파민, 옥시토신, 세로토닌, 바소프레신 방출

사랑의 유효기간

사랑이 시작될 때는 언제까지나 영원할 것 같지만 시간이 지남에 따라 그 감정의 강도와 형태는 달라집니다. 이러한 변화는 단순한 기분의 문제가 아니라 뇌 속 신경전달물질의 작용과 호르몬 분비의 변화에 따른 자연스러운 생물학적 현상이에요. 그래서 우리는 "사랑에도 유효기간이 있다"고 말하는 것입니다. "사랑은 움직이는 것"이라고도 하기도 하고요.

사랑의 초기 단계에서는 뇌에서 도파민, 노르에피네프린, 페닐에틸아민(PEA) 같은 물질이 활발하게 분비됩니다. 이것들은 설렘과 흥분, 집중력, 강한 행복감을 유발하며 짧게는 3개월, 길게는 1~2년 정도 그 효과가 지속됩니다. 하지만 그 시간이 지나면 뇌의 반응은 점점 안정기로 접어들고, 이와 함께 호르몬의 분비도 줄어들기 시작해요. 우리가 흔히 말하는 '권태기'가 바로 이 시기와 연결되는 거죠.

시간이 흐르면서 도파민의 강렬한 작용은 감소하고, 대신 옥시토신과 바소프레신 같은 애착 관련 호르몬이 주된 역할을 하게 됩니다. 이들 물질은 설렘이 아닌 안정감, 친밀감, 신뢰감을 기반으로 한 관계를 유지하게 도와요. 즉 사랑은 점점 열정에서 애착으로, 감정의 폭풍에서 동반자적 신뢰로 변해가는 것이지요.

이처럼 사랑은 처음에는 강렬한 생화학 반응으로 시작되지만 그 반응은 시간이 지나면서 자연스럽게 줄어듭니다. 그리고 그 이후의 사랑은 감정보다 의지와 애정의 노력에 의해 유지되는 구조로 바뀝니다. 결국 사랑은 생물학적 유효기간이 존재한다고 볼 수 있으며, 그 시기가 지난 후의 사랑은 설렘을 지켜내려는 노력과 관계를 지키려는 의지가 중심이 됩니다.

"사랑이 식었다"는 말은 꼭 사랑이 끝났다는 뜻이 아니라, 사랑의 형태가 바뀌었다는 신호일 수 있어요. 사랑이 처음과 같지 않다고 해서 그 의미가 작아지는 것은 아니에요. 오히려 감정의 유효기간 이후에도 함께하려는 노력이 쌓일수록 사랑은 더 깊고 단단해질 수 있습니다.

쉽게 설명하면 사랑은 달과 같아요. 초승달이라고 해서, 반달이라고 해서 달이 둥글지 않은 것은 아니며, 그믐달이라고 해서 달이 사라진 것도 아니에요. 다만 눈에 그렇게 보일 뿐이지요. 사랑도 마찬가지예요. 사랑이 식은 것 같지만 그런 감정 너머에 사실은 사랑하는 마음이 여전히 숨어있는 것이에요. 상황에 따라, 생활환경이나 그날의 스트레스에 따라 단지 그렇게 느껴질 뿐이죠.

'사랑'과 '집착'을 구별하는 법

많은 사람이 강렬한 감정을 '사랑'이라고 여기지만, 그 감정이 상대를 통제하려 하거나 불안과 두려움 속에서 유지된다면 그것은 사랑이 아니라 병적 집착일 가능성이 큽니다.

사랑은 서로를 믿고 의지하고 존중하며 함께 나아가려는 감정이에요. 반면 집착은 상대가 내 뜻대로 움직이지 않으면 불안해지고, 관계를 조종하려 드는 감정이고요.

사랑과 집착은 언뜻 비슷해 보일 수도 있지만, 감정의 뿌리와 작동 방식은 전혀 달라요. 집착은 사랑이 주는 따뜻함이나 안정감이 아니라 상실에 대한 두려움에서 비롯된 불안과 결핍으로 출발해요. 자신의 공허를 채우기 위해 상대에게 집착하게 되며, 그 과정에서 상대방의 감정이나 의사를 무시하기 쉽죠.

뇌과학적으로 보면 사랑이 활발하게 작동할 때는 도파민, 옥시토신, 세로토닌 같은 물질이 균형 있게 분비되며 기쁨과 신뢰, 심리적 안정감을 만들어내요. 반면 집착 상태에서는 도파민의 과잉과 세로토닌의 저하가 함께 나타나고요. 이는 강박적 사고, 충동 조절 장애, 반복적 확인 행동으로 이어질 수 있어요.

예를 들어 연락이 조금만 늦어져도 화가 나거나 불안해지고, 상대방의 모든 행동을 감시하려 하거나, 심지어 헤어졌는데도 끊임없이 추적하고 매달리는 행동은 사랑이 아니라 정서적 의존과 통제 욕구의 표현이에요.

이처럼 집착은 상대를 사랑하는 게 아니라 '사랑하는 사람을 잃는 자신'을 견디지 못하는 상태에 더 가까워요.

사랑은 상대가 나와 떨어져 있어도 믿을 수 있는 감정이지만, 집착은 상대를 내 옆에 붙잡아두지 않으면 불안을 견딜 수 없는 감정이에요. 따라서 집착은 관계의 균형을 무너뜨리는 정서적 불균형이며, 지속될 경우 상대방뿐 아니라 자신의 자존감과 삶의 질까지 해칠 수 있는 병적 상태가 될 수 있어요.

결론적으로 사랑은 자유와 존중을 바탕으로 하는 감정이며, 집착은 불안과 통제를 바탕으로 하는 심리적 문제입니다. **자신의 감정이 사랑인지 집착인지 헷갈릴 때는 이 감정이 '상대를 위한 마음인지' 아니면 '내 불안을 잠재우려는 수단인지'를 자문해 볼 필요가 있어요.**

진짜 사랑은 불안에서 나오지 않습니다.

진짜 사랑은 상대가 자유로워도 내가 평화로울 수 있는 감정입니다.

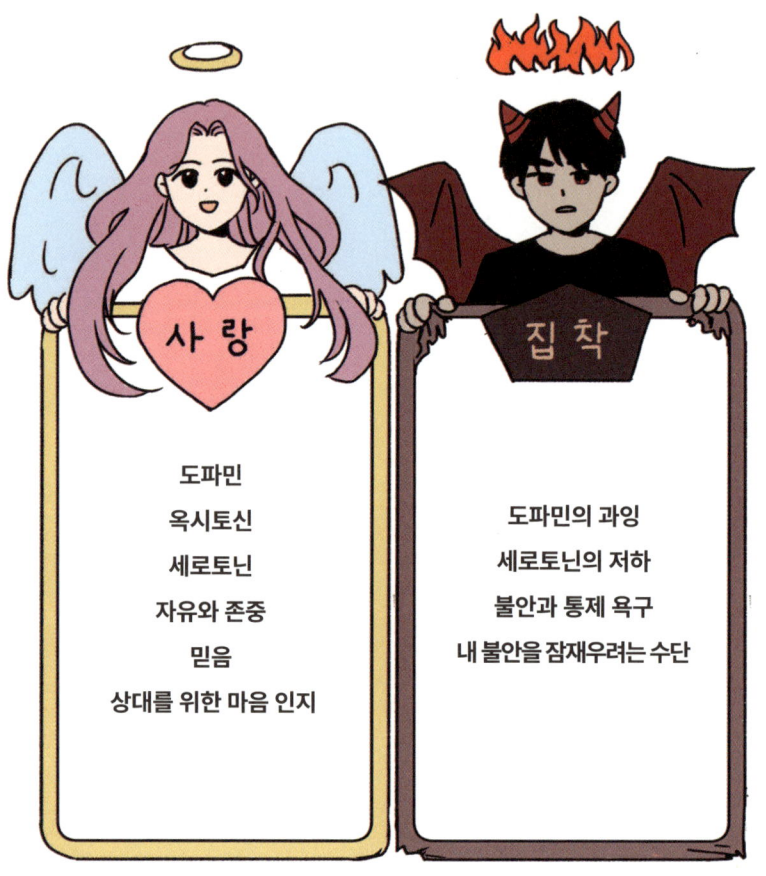

사랑

도파민
옥시토신
세로토닌
자유와 존중
믿음
상대를 위한 마음 인지

집착

도파민의 과잉
세로토닌의 저하
불안과 통제 욕구
내 불안을 잠재우려는 수단

니 몸 알고 내 몸 알면

04

이별을 받아들이기가 힘들어요

철수는 1년 넘게 좋아하던 여자친구와 두 달 전 헤어졌습니다. 하지만 마음은 여전히 헤어진 그날에 멈춰 있습니다. 수업 시간에도 멍하니 앉아 있고, 밤이면 그녀의 SNS를 들여다보며 누가 '좋아요'를 눌렀는지까지 확인합니다. 남자와 찍은 사진이라도 올라오면 가슴이 아려오고 속상해집니다. 몰래 얼굴이라도 보려고 하굣길 그녀의 학교 앞을 서성이다 들킨 적도 있습니다. 철수는 말합니다. "나도 왜 이러는지 모르겠어. 그냥, 머릿속에서 지워지질 않아."

범영이도 같은 시기에 여자 친구와 이별했습니다. 하지만 범영이는 한 달도 안 돼 일상으로 돌아왔습니다. 친구들과 웃고 떠들고, 학원에 가고, 새로운 취미 활동도 시작했습니다. 범영이는 말합니다. "당연히 슬프지. 하지만 계속 붙잡고 있어봤자 나만 더 힘들잖아."

왜 철수는 헤어진 여자 친구를 계속 붙잡고 있고, 범영이는 빨리 털어낼 수 있을까요? 성격 차이일까요? 그렇지 않아요. 바로 '뇌 회로'의 차이입니다.

사랑에 빠질 때 우리 뇌는 강력한 '보상회로'를 가동해요. 도파민이라는 신경전달물질이 쏟아지고, 상대방은 뇌가 기억하는 가장 짜릿한 존재가 됩니다. 이때 뇌의 측좌핵과 편도체, 그리고 판단과 감정 조절을 담당하는 전전두엽이 활성화되죠.

이별은 그 보상회로가 더는 작동할 수 없는 상황이 되는 것입니다. 하지만 그렇다고 해서 뇌가 바로 작동을 멈추지는 않아요. 철수의 경우처럼 상대방을 떠올리고, 다시 확인하고, 몰래 지켜보게 되는 건 뇌가 여전히 그 사람을 보상 대상으로 인식하고 있기 때문이에요.

특히 이때 편도체가 과도하게 활성화하면 감정이 증폭됩니다. 그리고 그 감정을 멈춰주는 전전두엽의 기능이 약할수록 이성적으로 정리하기가 어려워져요. 뇌는 이별을 '손실'로 인식하고, 더 집착하게 만드는 거죠.

이런 상태가 지속되면 사랑은 집착으로, 그다음엔 통제 불가능한 행동으로 이어질 수 있어요. 반복적으로 전화하고, SNS를 염탐하고, 주변인까지 탐색하게 되는 것이죠. 정신의학적으로는 강박장애와 유사한 회로 패턴이 나타나기도 합니다.

반대로 범영이처럼 이별에서 비교적 빠르게 회복하는 경우, 뇌는 다르게 작동해요. 전전두엽이 감정을 조절하고 현실을 재해석합니다. "이건 내 잘못이 아니야." "앞으로 더 좋은 사람을 만날 수 있어." 스스로에게 이런 말을 건네며 감정 회로를 재정리하는 거죠. 이때 일기

　　　　　　　　　　　니 몸 알고 내 몸 알면

를 쓰며 마음을 객관화하고, 규칙적 루틴을 지키고, 몸을 많이 움직이는 행동은 뇌가 정리 시스템을 작동하는 데 큰 도움이 됩니다. 결국 회복력은 성격이 아니라 뇌 회로의 탄력성에 있다고 할 수 있어요.

사랑이 뇌에서 시작되듯이 이별을 견뎌내는 능력 역시 뇌에서 비롯된다고 할 수 있어요. 집착은 마음이 약해서가 아니라 훈련되지 않은 뇌 회로 때문이라는 걸 알아야 합니다. 내 감정을 흘려보낼 수 있는 전두엽을 단련할수록 나를 더 단단하게 지킬 수 있습니다. 놓아줄 수 있는 뇌만이 더 좋은 사랑을 만날 수 있게 해줍니다.

05

'강한 남자'란 어떤 사람일까요

'강한 남성'이라는 표현은 오랫동안 신체의 힘이나 권위 있는 태도의 상징으로 사용돼 왔어요. 하지만 요즘 말하는 '강한 남성'은 단순히 외적 강인함을 넘어 심리적 안정성과 성적 책임감, 감정적 배려 능력까지 포함하는 전인적 강인함을 의미해요.

강함은 상대를 지배하거나 통제하는 능력이 아닌, 자기 조절과 타인에 대한 존중에서 비롯되는 내면의 힘으로 이해해야 합니다.

우선 **심리적으로 강한 남성**이 돼야 해요. 자기감정을 정확히 인식하고 조절할 수 있는 능력을 지닌 사람이지요. 감정을 억누르거나 외면하는 것이 아니라 분노, 불안, 슬픔, 두려움 같은 복합적 감정을 건강하게 표현하고 다룰 수 있어야 합니다.

특히 청소년기나 성인 초기에 감정 조절 능력이 미성숙한 상태에서는 충동적 반응이나 감정 폭발이 일어나기 쉬워요. 이때 심리적으로 강한 남성은 자기감정을 객관화하고, 언어로 소통하며, 상황에 따라 조절하는 자율성을 갖추게 됩니다.

두 번째로, **책임감 있는 태도**를 갖고 자신의 행동과 말이 빚어낼 결과를 받아들일 줄 알아야 해요. 가족, 친구, 연인, 사회 속에서 책임을 회피하지 않고, 상황을 개선하거나 돌볼 수 있는 자세를 유지해야 합니다. 타인을 존중하고 공감하는 능력도 심리적 강함의 중요한 요소입니다.

진정한 강함은 타인의 감정을 무시하지 않고, 오히려 그 감정을 이해하고 배려하는 행동 속에서 나타납니다. 자신의 자존감이 안정적이면, 타인과 비교하거나 과도한 경쟁 없이도 자기 확신을 유지할 수 있게 됩니다.

세 번째로는 **성적인 측면**에서도 강한 남성이 돼야겠지요. 단순히 성적 능력을 말하는 게 아니에요. 성에 대한 올바른 가치관을 갖고 생활해야 합니다. 욕구를 조절하고, 건강한 성 가치관을 실천하며, 상대를 존중하는 태도를 포함한 성적 자기통제력이 있어야 합니다.

자신의 성적 충동을 책임감 있게 관리할 수 있는 남성이 진정으로 성숙하고 강한 남성이지요. 본능적으로 성욕을 느끼는 것은 자연스러운 일이지만, 그 욕구를 충동적으로 행동에 옮기지 않고 상대의 감정과 동의를 최우선으로 고려하는 태도가 필요해요. 성적 능력을 지배나 과시의 수단이 아니라, 감정과 신뢰를 나누는 소통의 방식으로 실천해야 합니다.

스킨십이나 성관계는 단순한 행위가 아니라, 신체적 · 정서적 연결이 이루어지는 과정입니다. 성적으로 강한 남성은 이러한 점을 인식하고, 상대를 조심스럽고 따뜻하게 대해야 합니다. 이 모든 것을 바탕으로 피임, 성병 예방, 성적 동의와 같은 현실적 책임을 기피하지 않고, 사랑하는 상대와 함께 준비하고 실천하는 것이 바로 성숙한 남성의 자세입니다.

다시 강조하지만 강인함은 외적 힘이나 행동, 말이 아니라, 감정을 책임 있게 조절하고 욕구를 절제하며, 사람과의 관계 속에서 신뢰와 존중을 실천할 수 있는 성숙한 자세에서 나옵니다.

이 다섯 가지 단어를 꼭 기억하세요.

책임, 합의, 배려, 존중, 절제.

니 몸 알고 내 몸 알면

06

스킨십은 감정의 표현이자 책임의 시작

사랑하는 사람을 만나면 손을 잡고 싶고, 포옹도 하고 싶고, 키스도 하고 싶어지는 건 너무나 자연스러운 일이에요. 이런 신체 접촉이 이루어질 때 우리 몸에서는 도파민, 옥시토신 같은 다양한 신경전달물질과 호르몬이 분비됩니다. 이에 따라 뇌는 서로에게 더욱 간절해지고 정서적으로 더 깊이 연결됩니다. 애착과 유대감이 깊어지는 거죠.

이처럼 스킨십은 그 자체로 관계의 밀도를 높여주는 매개체가 됩니다. 하지만 여기서 반드시 짚고 넘어가야 할 중요한 부분이 있어요. 스킨십이 뇌의 애착 회로를 자극해 둘 사이를 더 가깝고 안정적 관계로 발전시키는 건 분명 사실이지만, 그것만으로 사랑이 자라거나 유지되지는 않는다는 점이에요. 사랑은 신뢰와 소통, 존중이라는 토양 위에서 자라며, 스킨십은 그 관계를 더 튼튼하게 만들어주는 보조 수단일 뿐입니다.

또한 스킨십은 단순한 감정 표현이 아니라 책임의 시작입니다.

손을 잡고, 포옹하고, 볼에 입을 맞추고, 입술에 키스하는 모든 행위는 친밀감을 표현하는 건강한 방식이 될 수 있지만, 그 접촉이 깊어질수록 상대방의 감정과 신체에 대한 배려와 책임이 함께 따라야 합니다. 특히 성적 접촉으로 넘어가기 전 단계에서는 서로가 진심으로 원하고 있는지, 준비돼 있는지, 그리고 이후의 결과에 대해 충분히 생각해 보는 시간이 꼭 필요해요.

청소년기에는 이러한 판단을 내리는 데 아직 미성숙할 수 있어요. 따라서 스킨십이 감정보다 앞서지 않도록 스스로 조절하는 것이 건강한 연애를 위해 매우 중요해요. 스킨십을 어디까지 허용할 것인지는 각자의 판단에 달려 있지만 "청소년기의 스킨십은 정서적 친밀감을 중심으로 하되, 신체적 경계는 반드시 존중돼야 한다"고 전문가들은 강조합니다.

청소년기의 사랑은 분명 강렬하고 소중합니다. 하지만 신체적 접촉은 단순한 감정의 표현이 아니라 상대에 대한 존중과 내 몸에 대한 책임이 시작되는 지점이라는 점을 기억해야 합니다. 사랑은 기다릴 줄 아는 태도에서 더 깊어지고, 스킨십은 그 사랑을 천천히 키워가는 따뜻한 대화와 같은 방식이 돼야 합니다.

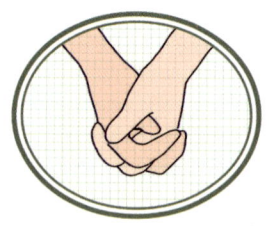

니 몸 알고 내 몸 알면

07

섹스가 사랑의 증표일까요

스킨십이 이루어지다 보면 자연스레 성욕이 일어날 수 있어요. 섹스에 대한 욕구는 인간의 자연스러운 본능이니까요. 하지만 섹스와 사랑은 명확히 구분해 이해해야 하며, 이를 구분할 수 있는 인지 능력은 '성적자기결정권'을 올바르게 행사하는 데 중요한 역할을 합니다.

그렇다면 성욕과 사랑은 어떻게 다를까요?

의학적으로 보면 '성욕(sexual desire)'과 '사랑(love)'은 전혀 다른 생물학적 메커니즘을 통해 작동합니다.

성욕은 주로 시상하부와 편도체, 뇌의 보상회로에서 도파민과 테스토스테론의 작용에 의해 유발됩니다. 이는 매우 즉각적이고 본능적 반응으로 나타납니다.

반면 사랑은 전두엽과 측좌핵 등 더 고차원적 뇌 구조와 연결돼 있습니다. 여기에 옥시토신과 바소프레신 같은 호르몬이 관여해 유대감과 신뢰, 장기적 애착을 만들어냅니다. 따라서 누군가를 보고 성적 충동이 생겼다고 해서 그 감정을 곧바로 사랑이라고 단정할 수는 없습니다.

특히 청소년기의 경우 호르몬 변화가 급격하고 감정 조절 능력이 아직 미숙하기 때문에 성적 욕구와 감정적 애착을 혼동하는 일이 흔하게 일어납니다.

다시 말해 "사랑하니까 섹스하고 싶다"는 말은 때로는 진심일 수 있지만 성적 욕구를 감정으로 포장한 표현일 가능성도 배제할 수 없습니다. 진정한 사랑은 섹스 여부와 무관하게 상대에 대한 배려, 감정의 안정성, 그리고 책임감 있는 태도를 통해 확인되는 감정입니다.

시상하부와 편도체
뇌의 보상회로
도파민과 테스토스테론의 작용

성욕

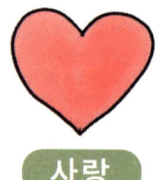

전두엽과 측좌핵 등
고차원적인 뇌 구조와 연결
옥시토신과 바소프레신 관여

사랑

니 몸 알고 내 몸 알면

08

'처음'은 평생 기억으로 남아요

인간에게 첫 경험은 정말 중요합니다. '처음'이라는 경험은 단순히 한 번의 해프닝에 그치지 않고, 이후 삶을 바라보는 기준이 되는 기억의 출발점이기 때문이죠. 사람은 처음 경험한 감정과 상황에 특히 민감하게 반응하며, 그 기억은 오래도록 남아 비슷한 경험이 반복될 때마다 그 기준에 따라 비교하고 해석하는 심리가 있어요. 심리학에서는 이를 '초두효과(primacy effect)'라고 하죠.

특히 첫 성 경험은 감정, 자아, 관계, 가치관에 영향을 미치는 중요한 이정표가 돼요. 그 경험의 인상은 이후 사랑, 성, 친밀감에 대해 어떤 태도를 갖게 될지를 결정짓는 중요한 역할을 하죠. 첫 성 경험이 따뜻하고 존중받는 환경에서 이루어진다면 그 사람은 자신의 몸과 감정을 긍정적으로 인식하게 되고, 성을 부끄러운 것이 아니라 자기표현과 신뢰의 연결로 받아들이게 됩니다.

하지만 그 반대의 경우, 즉 강요, 수치심, 두려움 속에서 시작된

첫 성 경험은 성에 대해 부정적 감정을 심고, 자기 자신을 불편하게 여기게 하며, 타인과 관계를 설정하는 데도 어려움을 줄 수 있어요.

청소년 시절 몰래 하는 데이트 중 화장실에서 첫 성 경험을 한 남성이 있어요. 그는 그 경험으로 인해 성인이 된 이후에도 화장실에서 성관계를 할 때에만 쾌감을 느끼게 되었습니다. 결국 만나는 여성마다 그를 떠났고, 그는 정신과 치료까지 받아야 했어요.

한 여성은 원치 않은 상황에서 첫 성 경험을 한 뒤 심각한 심리적 고통에 시달리게 됐어요. 그녀는 자신도 모르게 '나는 사랑받을 만한 존재인가?' '내 몸은 안전하고 존중받을 만한 가치가 있는가?' 하는 부정적 생각이 내면 깊이 자리 잡으면서 사랑하는 사람을 만나도 성관계가 이루어질 분위기만 되면 몸과 마음이 극도로 위축됐거든요.

이처럼 첫 성 경험은 단 한 번이지만, 그 기억은 삶 전체를 따라다니며 개인의 자존감과 친밀감, 성적 태도에까지 영향을 미칠 수 있어요. 그래서 첫 경험을 할 때는 신중해야 합니다. 충분히 준비된 마음, 서로 존중하는 관계, 서로에 대한 동의가 있을 때 그 경험은 따뜻한 기억으로 남아 이후의 삶에 긍정적 영향을 줍니다.

처음은 언제나 특별합니다. 특히 첫 성 경험은 한 사람의 감정 지도를 그려나가는 최초의 선이 된다는 사실을 잊지 마세요.

니 몸 알고 내 몸 알면

09

술 취한 상태의 성관계는 'NO!'

술은 어울림과 친밀감을 만드는 자연스러운 매개체가 되기도 합니다. 그래서 술을 마신 후 자연스럽게 성관계로 이어지는 상황이 발생할 수도 있지요. 하지만 만취 상태에서 하는 성관계는 단순한 선택의 문제가 아니라 신체적·심리적·법적 위험이 동반된 행위임을 명확히 인식할 필요가 있습니다.

술은 뇌의 활동을 둔화시키고, 판단력·억제력·자기통제 기능을 약화시킵니다. 특히 만취 상태에서는 양쪽 모두 감각이 둔해지고, 상대의 의사 표현이나 불편함을 알아차리기 어려운 상태가 됩니다. '동의'라는 개념 자체가 흐려지고, 상대가 정말로 원했는지, 몸과 마음이 준비돼 있었는지를 명확히 인지하거나 기억하지 못하는 상황이 발생할 수 있어요.

의학적으로도 술은 성 기능에 부정적 영향을 미쳐요. 남성은 발기 유지가 어려워지고, 여성은 질 건조나 통증을 더 쉽게 느낄 수 있습니다. 또한 음주 상태에서 하는 성관계는 피임 실패와 성병 감염의 위험도 훨씬 커져요. 술에 취한 상태에서는 피임 기구를 미리 준비하거나 정확히 사용하는 데 실수가 생기기 쉬우며, 이로 인해 원치 않는 임신이나 HIV, 클라미디아, 헤르페스 같은 감염의 가능성이 높아져요.

무엇보다 중요한 것은 정신적으로 준비되지 않은 상태에서 이루어진 성 경험은 감정에 깊은 상처를 남길 수 있다는 점입니다. 다음 날 기억조차 나지 않을 정도의 심신미약 상태에서 이루어진 성관계는 자신을 제대로 지키지 못했다는 죄책감과 수치심, 자기 신뢰의 상실로 이어질 수 있어요. 이는 이후의 연애와 인간관계 형성에도 부정적 영향을 줄 수 있고요.

법적으로도 중대한 문제가 됩니다. 만취 상태로 명확한 의사 표현이 불가능한 상황이었다면 성적자기결정권이 침해된 것으로 간주돼 성범죄로 판단될 가능성이 큽니다. "서로 좋아서 했던 거 아니야?"라는 말은 단지 자기변명일 뿐, 법적으로 책임을 면할 수 없어요. 오히려 상대방이 입은 상처에 더 큰 생채기를 남기게 됩니다.

결론적으로 술은 감정을 부드럽게 풀어주는 역할을 할 수는 있지만, 성적 선택 영역에서는 판단을 흐리는 위험한 도구로 작용할 수 있습니다. 술에 취한 상태에서 하는 성관계는 자신을 해치고, 타인에게 상처를 주며, 때로는 돌이킬 수 없는 비극적 결과로 이어질 수 있는 거죠.

진짜 성숙한 사랑과 성은 맑은 정신, 분명한 동의, 그리고 따뜻한 존중 속에서 이루어질 때에만 서로를 지켜주는 행복한 경험이 될 수 있습니다.

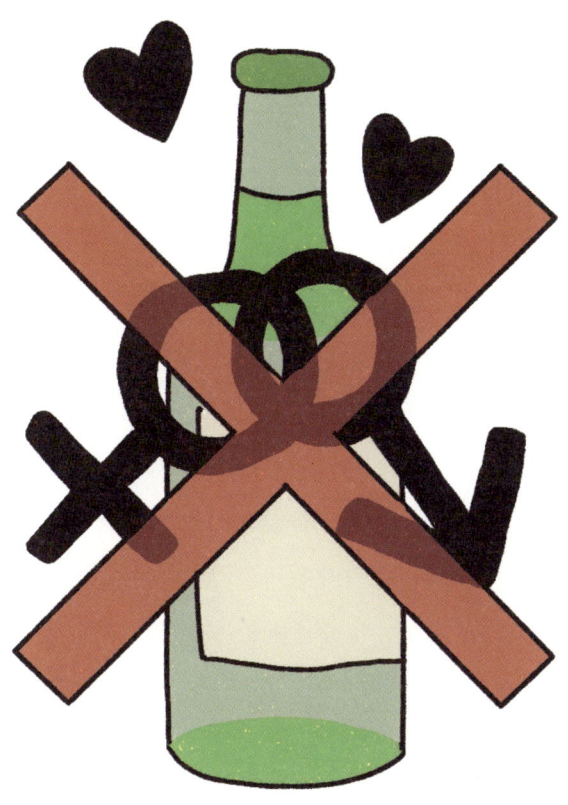

10

쿠퍼액으로도 임신할 수 있어요

성에 대한 지식이 부족한 사람들이 가장 자주 묻는 질문 중 하나는 "남성이 여성의 몸 안에 사정하지 않았는데도 임신이 될 수 있나요?" 입니다. 당연히 가능합니다. 쿠퍼액만으로도 임신이 될 수 있어요.

쿠퍼액(선액)이란 성관계 중 남성이 사정하기 전, 흥분 상태에서 흘러나오는 맑고 투명한 액체를 말합니다. 이 액체는 쿠퍼선이라는 작은 분비샘에서 생성됩니다. 정액과는 다른 물질이지만 성관계 중 윤활 작용을 하고, 요도의 산도를 중화하는 역할을 해요.

사람들은 쿠퍼액에는 정자가 없다고 생각하지만 의학적으로는 정자가 포함돼 있을 가능성이 충분해요. 쿠퍼액은 사정 전 요도를 통해 분비되는데, 그 과정에서 요도에 남아 있던 정자들이 함께 섞여 나올 수 있기 때문이죠.

특히 자위를 통해 사정하거나 성관계를 한 후에 짧은 시간 내에 다시 성관계를 가진 경우에는 요도에 남아 있던 정자가 쿠퍼액에 섞일 확률이 더욱 높아져요. 이 경우 정자의 수는 정액에 비해서는 적지만, 정자는 단 한 마리만 난자에 도달해도 임신이 가능하기 때문에 쿠퍼액만으로도 임신할 수 있는 여지는 분명 존재합니다.

또한 사정을 참으려는 과정에서 무의식적으로 소량의 정자가 쿠퍼액과 함께 질 내로 들어갈 수 있어요. 실제로 피임을 하지 않고 질외사정(삽입 후 사정 직전 페니스를 빼서 외부에 사정)을 반복한 커플 중 예상치 못한 임신을 하는 경우의 대부분은 쿠퍼액 속에 포함된 정자에 의한 임신 가능성을 갖고 있어요.

의학적으로 질외사정 실패율은 20% 이상으로 보고되며, 이는 피임 방법 중 비교적 실패율이 높은 편에 속합니다. 쿠퍼액만으로 임신할 확률은 질내사정보다 낮지만, 그렇다고 무시할 수 있는 수준은 아니에요.

따라서 임신을 원하지 않는 상황이라면 처음부터 콘돔 등 확실하고 신뢰할 수 있는 피임 도구를 사용하는 것만이 유일하게 믿을 수 있는 방법이에요.

11

청소년기의 감정, 성 그리고 성장

청소년이어도 뜨겁게 사랑할 수 있습니다. 어리다고 해서 사랑이 아니라고 할 수는 없지요. 하지만 짚고 넘어가야 할 부분이 있습니다. 청소년기의 사랑이 미숙하다는 것은 단순히 나이가 어려서가 아닙니다. 뇌의 발달 상태, 감정조절 능력, 성 정체성과 자아 개념의 형성과 깊은 관련이 있기 때문입니다.

청소년기는 아직 뇌의 전두엽이 미성숙한 시기예요. 전두엽은 판단력, 감정 조절, 공감 능력, 장기적 계획 수립 등을 담당하는 영역입니다. 이 시기에는 격렬한 감정을 느끼지만, 그 감정이 정확히 어떤 감정인지 스스로 파악하기 어려울 수 있어요. 사랑이라는 감정 안에는 애착, 성적 끌림, 동경, 보호본능, 인정욕구 등 여러 감정이 섞여 있는데, 이러한 복합적 감정 앞에서 '이게 정말 사랑인지, 아니면 단순한 호기심이나 욕망인지'를 구분하기란 쉽지 않아요.

또한 청소년기는 '나는 어떤 사람일까?' '나는 누군가에게 어떤 존재일까?'를 끊임없이 고민하는 자아 정체성 형성기이기도 합니다. 그래서 아직 자기 자신을 잘 알지 못하는 상태에서 누군가에게 감정을 안정적으로 표현하고 조절하는 능력도 부족할 수 있어요. 이로 인해 과도하게 집착하거나, 반대로 감정을 억누르거나 회피하는 반응을 보이기도 하지요.

이처럼 미성숙한 뇌와 감정은 사랑에 빠졌다고 느끼게 만들 수는 있지만, 그 안에서 정서적 고립감이나 공허감을 느끼게도 할 수 있습니다. 이런 상태에서 자극적이고 즉흥적인 성관계를 하게 되면 잠깐 쾌감을 즐길 수는 있겠지만, 그 뒤에는 허탈함, 외로움, 자존감의 저하 같은 후유증이 찾아올 수 있어요.

더욱이 누군가와 진심으로 연결되지 않은 채 쾌락만을 좇는 성관계를 반복하다 보면 사람을 하나의 '대상'으로 인식하게 되고, 결국에는 진짜 친밀감과 신뢰를 주고받는 능력 자체를 잃게 될 수도 있어요. 이런 성행위에 반복적으로 집착하게 되면 성중독이나 도파민 중독의 위험도 커집니다. 뇌는 반복적 자극에 무뎌지고, 더 강한 자극을 원하게 되며, 결국 현실의 감정이나 관계는 지루하고 무의미하게 느껴질 수 있어요. 이로 인해 일상에서 집중력은 떨어지고, 무기력함만 커질 수 있고요.

또한 10~20대 초중반의 미숙한 성관계는 성병(성 감염증)의 위험을 크게 높입니다. 숨어서 성관계를 하게 되고, 가지 말아야 할 장소에 가거나 분위기에 휩쓸려 여러 사람과 관계를 맺게 되면, 성병에 감염될 확률이 매우 높아져요. 이럴 경우 콘돔 같은 피임 도구를 사용할 가능성도 낮고, 성병에 반복적으로 감염되면 정자 수 감소, 정관 염증, 불임 같은 신체의 문제로 이어질 수 있어요.

또한 원치 않은 임신으로 남녀 모두 신체적·정서적으로 깊은 상처를 입게 됩니다. 특히 미성년 남성의 경우 법적·도덕적 책임과 현실적 부담감, 죄책감으로 인해 큰 좌절을 겪게 돼요. 무엇보다 이후에 정말 사랑하는 사람을 만났을 때, 어릴 적의 무분별한 행동이 그 사람에게 상처를 줄 수도 있고, 스스로 죄책감에 빠질 수도 있고요.

사랑에 빠지고 싶나요? 그 마음은 너무나 자연스럽습니다. 하지만 청소년기의 사랑이 미숙한 이유는 감정 자체가 부족해서가 아니라, 그 감정을 다루는 능력이 아직 자라는 중이라는 데 있어요. 마음도, 뇌도, 몸도 지금은 성장 중입니다. 조금만 기다리면, 더 깊고 강렬하며 책임감 있는 사랑을 할 수 있는 순간이 찾아옵니다. 그때는 지금보다 훨씬 성숙한 모습으로, 진짜 사랑을 깊이 있게 나눌 수 있을 거예요.

니 몸 알고 내 몸 알면

성 집착의 결과

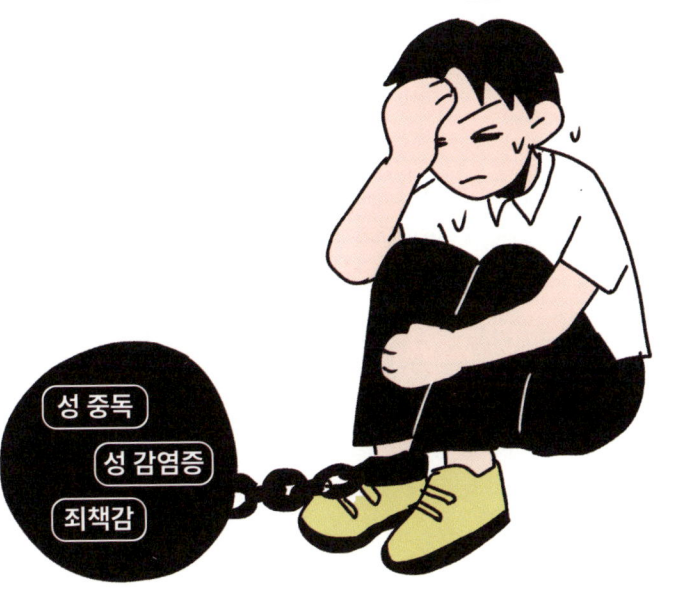

12

성관계 전에 여성이 생각할 것들

성은 인간의 삶에서 자연스럽고 소중한 부분임은 분명합니다. 그러나 충분한 준비와 이해 없이 이루어지는 무분별한 성관계는 특히 여성의 신체·정서·사회적 건강에 다양한 부정적 영향을 미칠 수 있어요.

첫째, 보호되지 않은 성관계는 성병 감염의 위험을 높입니다. 특히 여성은 해부학적 구조상 남성보다 감염에 더 취약하며, 클라미디아·임질·HPV(인유두종바이러스)와 같은 감염은 자궁경부암이나 불임으로 이어질 수 있어요.

둘째, 감정적 준비 없이 이루어진 성관계는 죄책감, 수치심, 자기존중감 저하 등 다양한 심리적 문제를 유발할 수 있습니다. 성관계 이후 상대방과 소통이 부족해지거나 갑작스러운 관계 단절이 생기면 정서적 상처로 이어질 수 있으며, 이는 우울증이나 불안장애의 위험을 증가시킬 수 있어요.

셋째, 피임에 대한 충분한 지식이나 준비 없이 성관계를 갖는 경우, 원치 않은 임신으로 힘들 수 있습니다. 이는 신체적·정신적·사회적 부담을 초래하며, 경우에 따라 학업 중단이나 사회적 낙인 같은 장기적 결과로 이어질 수 있어요.

넷째, 성관계에서 자신의 의사와 감정을 충분히 표현하지 못하거나, 상대방의 요구에 따라 무리하게 관계를 지속하는 경우 성적자기결정권이 침해될 수 있습니다. 이는 단지 관계의 질을 저하시키는 것에 그치지 않고, 장기적으로 건강한 인간관계를 형성하는 데 큰 어려움을 초래할 수 있어요.

이러한 이유로, 성에 대한 올바른 지식과 성적자기결정권의 확립, 그리고 감정적으로 준비된 상태에서 이루어지는 건강한 성관계가 무엇보다 중요합니다. 이런 태도야말로 여성이 자신의 몸과 마음을 보호하고, 더 나아가 건강한 관계를 유지하는 데 핵심이 됩니다.

그리고 가장 중요한 한 가지가 있습니다. 정말, 진짜, 사랑하는 사람을 만났을 때를 떠올려 보세요. 상상만 해도 눈물이 핑 돌고, 그 사람에게 미안해질 행동은 하지 않아야겠지요. 진짜 사랑을 만나는 그날까지, 가장 귀하고 소중한 몸과 마음으로 살아가기를 바랍니다.

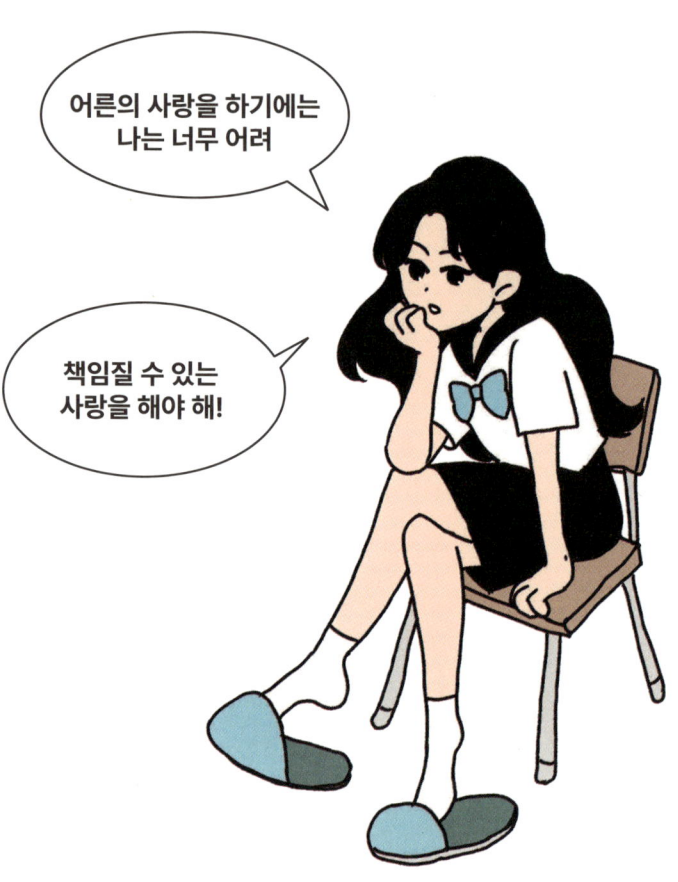

13

상황에 따른 여성 피임법

피임은 결혼 여부와 관계없이 자신의 몸과 삶을 지키기 위한 건강한 선택입니다. 피임은 남녀가 함께 확실하게 하는 것이 기본이지만, 현실적으로 여성이 자기 상황과 몸에 맞는 피임 방법을 찾는 것이 중요합니다. 여성에게 피임은 단지 임신을 막는 수단을 넘어 자신의 생식 건강을 주도적으로 관리하고, 심리적 안정감을 높이는 방법으로 이루어져야 합니다.

미혼 여성이 고려할 수 있는 주요 피임 방법은 다음과 같습니다.

콘돔 사용하게 하기

남성이 착용하지만, 여성도 준비하고 제안할 수 있는 피임 방법입니다. 정자가 여성의 몸 안으로 들어오는 것을 차단하며, 임신뿐 아니라 성병 예방에도 효과적이어서 파트너와 첫 성관계를 하거나 단기적 관계에서도 가장 널리 권장되는 방법입니다.

경구 피임약(먹는 피임약)

매일 한 알씩 정해진 시간에 복용하면 배란이 억제돼 피임 효과가 나타납니다. 피임 효과가 매우 높으며 생리주기 조절, 생리통 완화, 여드름 개선 등의 부가적 건강 효과도 기대할 수 있습니다. 처음 복용할 때는 의사의 상담을 통해 자신에게 맞는 호르몬 조합을 선택하는 것이 좋습니다.

피임 임플란트(삽입형 피임봉)

팔 안쪽에 작은 막대를 삽입해 3년간 피임 효과를 유지할 수 있는 장기 피임 방법입니다. 출산 경험이 없는 미혼 여성도 시술이 가능하며, 피임에 대한 스트레스 없이 장기간 효과를 누릴 수 있습니다. 병원에서 간단히 삽입 가능하며, 제거하면 가임력이 곧 회복됩니다.

자궁 내 장치(호르몬 IUD)

호르몬을 천천히 분비하게 하는 작은 장치를 자궁 안에 삽입해 정자의 이동과 착상을 방해하는 방식입니다. 5년 이상 장기 피임이 가능하며, 생리혈 양을 줄이거나 생리통을 완화하는 효과도 있습니다. 출산 경험이 없어도 시술이 가능한 제품이 나오고 있습니다.

응급 피임약(사후 피임약)

피임에 실패했거나 성관계가 예상치 않게 이루어진 경우, 72시간

이내에 복용하면 임신 가능성을 낮출 수 있습니다. 일상적 피임법은 아니며 응급 상황에서만 사용 가능합니다. 자주 복용할 경우 호르몬 불균형이나 생리불순이 생길 수 있으므로 반복 사용은 반드시 피해야 합니다.

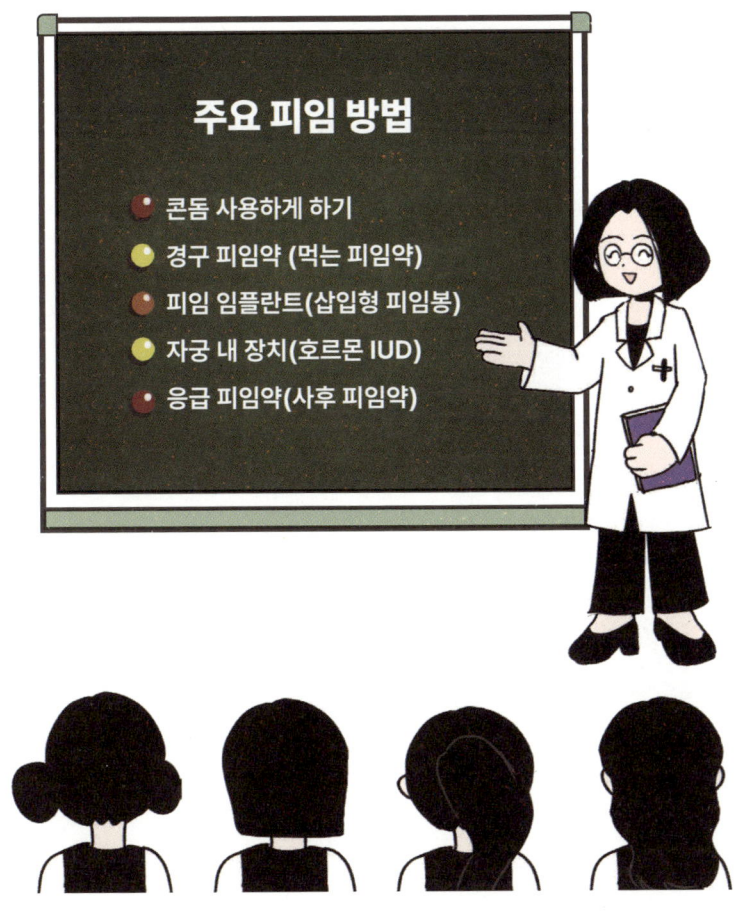

14

청소년 임신, 고려해야 할 4가지

갑작스럽게 생리가 늦어져서 불안한 마음에 임신테스트기를 써봤더니 두 줄이 나타났다면…. 머릿속은 하얘지고 심장은 빠르게 뛰기 시작할 것입니다. '설마? 내가 진짜 임신을 한 거야?'

성인이라도 이런 상황에 처하면 단순한 놀람을 넘어 삶의 방향을 바꾸는 중대한 선택 앞에서 당황하게 됩니다.

특히 청소년기의 임신은 단순한 '사고'로 넘길 수 없는 복합적인 문제예요. 몸은 아직 성장 중이고, 마음은 감정을 겨우 배우는 중이며, 사회적 책임을 감당할 준비도 안 돼 있기 때문이죠. 임신이라는 현실은 신체, 정서, 가족, 학업, 사회, 법과 관련된 문제까지 한꺼번에 밀려오게 됩니다. 그렇다면 무엇부터 해야 할까요?

첫 번째는 확실한 확인입니다.

임신테스트기에서 두 줄이 나왔다고 해서 무조건 임신이라고 단정할 수는 없어요. 일시적인 생리 지연이나 호르몬 변화일 가능성도 있으므로 가장 먼저 산부인과를 방문해 정확한 검사를 받아야 해요. 혈액검사와 초음파검사를 통해 임신 여부, 임신 주수, 자궁 내 착상 여부 등을 확인할 수 있어요.

두 번째는 혼자 고민하지 말 것입니다.

가장 큰 실수는 아무에게도 말하지 않고, 그냥 시간이 지나길 바라는 것이에요. 하지만 시간이 지날수록 선택지는 줄어들고, 위험은 커집니다. 반드시 믿을 수 있는 어른, 즉 부모님, 담임선생님, 보건교사, 상담교사, 청소년 전문 상담 기관 등에 도움을 요청해야 해요. 두렵고 걱정되는 감정은 당연하지만, 혼자 감당하는 것보다 하루라도 빨리 도움을 받는 것이 훨씬 안전하고 현명한 선택입니다.

세 번째는 선택지를 차분히 검토하는 일입니다.

임신이 확인되면 보통 세 가지 선택지가 있어요. (1) 출산 후 직접 양육, (2) 출산 후 입양, (3) 임신 중단(인공임신중절). 어떤 선택이든 신체적·정서적·법적 영향을 깊이 고려해 결정해야 하며, 주변 사람들이 강요하거나 몰아세우는 것은 절대 바람직하지 않아요. 특히 임신중절은 임신 주수에 따라 법적 제한과 절차가 다르기 때문에 반드시 정확한 정보와 상담을 기반으로 결정을 내려야 해요. 14주 이내에는 비교적 자유롭게 선택할 수 있지만, 그 이후부터는 법적 요건과 의료기관의 상담, 동의 절차가 필요합니다.

흔히 말하는 '낙태'는 의학적으로는 '인공임신중절'로, 임신 20주 이전까지 태아가 생존할 수 없는 상태에서 종료되는 경우를 의미해요. 과거엔 '불법'과 '금기'로 다뤄졌지만, 최근에는 여성의 건강권과 자기결정권, 생명권 사이의 균형 속에서 더 신중하게 논의되고 있어요.

임신 10주 이내에는 약물로 자궁 수축을 유도해 낙태할 수 있고, 12~14주 이내에는 국소마취 후 흡입술로 태아 조직을 제거하며, 15주 이상이면 소파술 등을 고려해야 합니다. 모든 과정에는 출혈, 감염, 자궁 손상 같은 합병증이 생길 수 있으므로 반드시 산부인과 전문의에게 안전하게 시술받는 것이 중요합니다.

2021년 낙태죄 폐지 이후, 임신 14주 이내에는 특별한 사유 없이도 낙태가 가능해졌고, 15~24주 사이는 성폭행, 근친 등 사회적·의학적 사유에 따라 제한적으로 허용됩니다. 다만 관련 법은 아직 명확한 절차를 규정하지 않아, 의료기관마다 지침이 다를 수 있으므로 확인이 꼭 필요해요.

네 번째는 마음을 돌보는 일입니다.

임신은 사실 자체보다도 그 사실을 받아들이는 마음의 혼란, 불안, 죄책감, 두려움이 더 큰 고통이 될 수 있어요. 그래서 신체 못지않게 정서적 회복도 중요해요. 청소년을 위한 상담 기관, 정신건강복지센터, 학교 상담실 등에서 전문 상담을 받아야 하며, 감정은 숨기기보다는 돌보고 회복하는 것이 더 필요합니다.

어린 나이에 임신했다는 건 분명 예상하지 못한 일이지만, 자책보다는 이 시간을 선택과 성장의 순간으로 바꿔내기 위한 노력이 필요합니다. 혼자 알고 숨기기보다는 어른에게 도움을 요청하고, 정확한 정보를 바탕으로 책임 있는 결정을 내리는 것이 진짜 어른이 돼가는 과정이에요.

삶은 언제나 선택의 연속이고, 그 선택이 어려울수록 더 많은 손이 함께 붙잡아야 합니다. 임신과 출산에 대한 전문적 상담을 받고 감정을 정리하는 이 과정은, 앞으로의 인생에서 더 건강하고 강한 선택을 해나가는 힘이 돼요. 상처를 숨기지 말고, 돌보고 회복하세요. 그것이 진짜 진정한 어른이 되기 위한 성숙한 태도입니다.

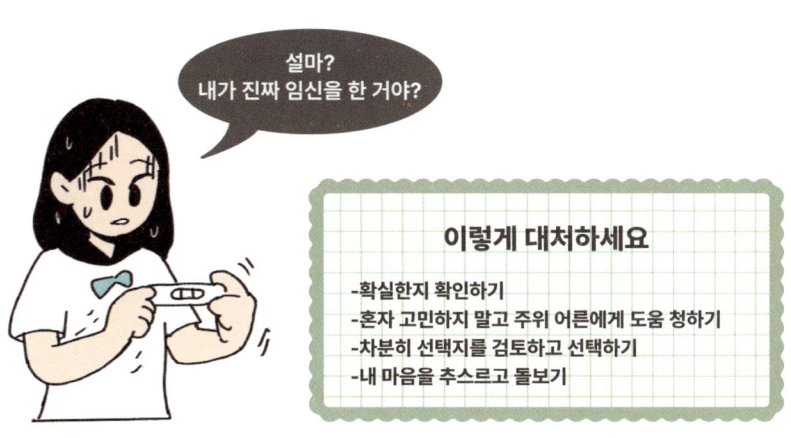

설마?
내가 진짜 임신을 한 거야?

이렇게 대처하세요

-확실한지 확인하기
-혼자 고민하지 말고 주위 어른에게 도움 청하기
-차분히 선택지를 검토하고 선택하기
-내 마음을 추스르고 돌보기

15

성폭행 피해… 내가 나를 지키는 법

생각도 못 했던 일이 갑자기 벌어졌습니다. 어느 순간, 내가 원하지 않은 상황 속에 있었고, 아무 말도 아무 행동도 할 수 없는 충격이 나를 덮쳐왔습니다. 그 순간의 공포와 혼란은 말로 표현할 수 없습니다. 하지만 중요한 것은 그 상황이 끝났을 때, 이제는 내가 나를 지켜야 할 시간이 왔다는 사실입니다. 그리고 그 방법은 아주 분명합니다.

1. 그곳에서 벗어납니다

무조건, 최대한 빠르게, 그 사람, 그 공간, 그 상황에서 벗어나 안전한 곳으로 이동합니다. 혼자 있기 어렵다면 믿을 수 있는 어른이나 친구에게 바로 연락합니다. 누구에게든 말해야 합니다. 그리고 가능하다면 112(경찰) 또는 1366(여성긴급전화)에 신고합니다. 신고는 당신을 지켜주는 첫 번째 방패가 됩니다.

2. 절대로 씻지 않습니다

그냥 씻고 지워버리고 싶을 수도 있습니다. 하지만 지금 가장 중요한 건 '내가 피해자라는 증거'를 보존하는 것입니다. 절대 샤워를 하지 말고, 옷은 그대로 두고, 입었던 속옷도 버리지 않습니다. 침구, 휴지는 물론 어떤 작은 물건이라도 그대로 챙겨 보관합니다. 모든 것이 증거가 되고, 그 증거가 나를 보호하는 무기가 되니까요.

3. 해바라기센터로 찾아갑니다

해바라기센터의 역할은 강력합니다. 성폭력 피해를 겪었을 때 여기서 산부인과 진료, 성병 검사, 응급 피임, 심리 상담, 법률 상담까지 모든 지원을 받을 수 있습니다. 심지어 보호자 없이도 병원 진료와 상담이 가능하고, 비밀은 철저하게 지켜집니다. 경찰에 신고하지 않아도 됩니다. 그저 해바라기센터 문을 열고 들어가기만 하면 됩니다. 그 순간부터 당신은 혼자가 아닙니다.

4. 신고할 때는 절대 혼자 하지 않습니다

신고하고 싶다면, 또는 해야 한다면 혼자서 경찰서에 가서 떨며 말하지 않아도 됩니다. 해바라기센터에서 경찰과 연결해 주고, 청소년의 경우에는 심리 전문가와 함께 진술할 수 있도록 도와줍니다. 모든 절차는 당신의 불안을 최소화하고, 2차 피해 없이 진행되도록 법적으로 보호받게 됩니다.

5. 내 마음을 위로하고 꼭 안아줍니다

몸의 상처는 약으로 치료할 수 있습니다. 하지만 마음의 상처는 말과 공감, 그리고 시간이 필요합니다. **단 하나는 확실합니다. 당신은 아무 잘못이 없다는 것입니다.** 상담은 선택이 아니라 회복의 시작입니다. 학교 상담실, 청소년상담복지센터, 정신건강복지센터에서 전문가와 함께 이야기하며 마음을 천천히 다잡을 수 있습니다. 말하는 순간, 내 안의 혼란이 잠잘 수 있습니다.

덧붙이면, 성관계가 의도되지 않았든 강제로 이루어졌든 상관없이 정자가 여성의 질 안으로 들어가면 임신이 될 가능성이 있습니다. 임신은 정자와 난자가 만나 수정되고, 그 수정란이 자궁내막에 착상되면서 시작됩니다. 이 과정이 강제였는지, 자발적이었는지와는 상관없이 신체적으로는 동일하게 작동합니다. 즉 강간 상황에서도 정자가 질 안으로 들어가고 여성의 배란 시기와 맞물리면 충분히 임신 가능성이 있습니다.

미국 연구에 따르면 강간 피해자 중 5~8%가 임신에 이르는 것으로 보고되고 있어요. 이는 피임을 하지 않은 자연임신 확률과 유사한 수치이며, 성관계가 단 한 번이어도 배란 시기와 겹치면 임신 확률은 절대로 무시할 수 없습니다.

특히 여성의 배란일 전후 3~5일 사이가 임신 가능성이 가장 높은 시기예요. 하지만 정확한 배란일을 피해자가 인지하기 어렵고,

스트레스나 충격으로 배란 시기가 앞당겨질 수도 있기 때문에 강간 상황에서는 언제든지 임신 가능성이 생길 수 있어요. 응급피임약(사후 피임약)은 성관계 후 72시간 이내 복용할 수 있으며, 시간 내 복용으로 임신 확률을 낮출 수 있습니다.

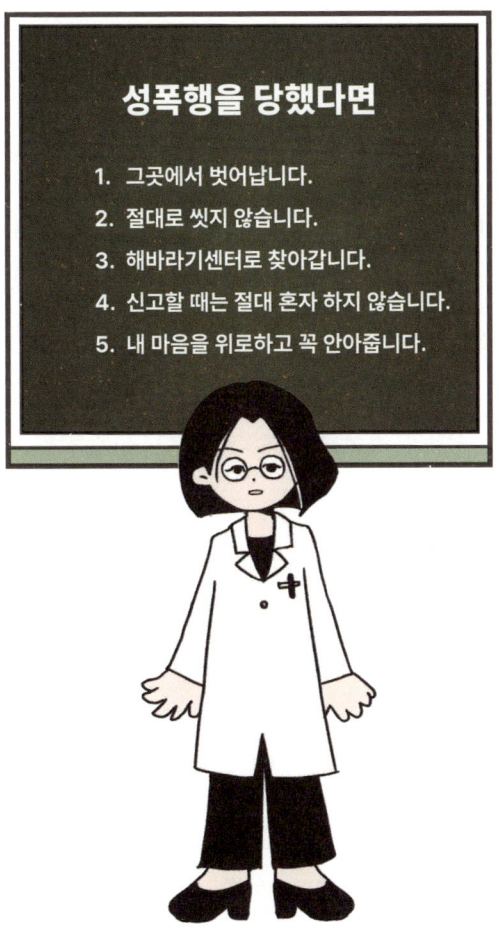

성폭행을 당했다면

1. 그곳에서 벗어납니다.
2. 절대로 씻지 않습니다.
3. 해바라기센터로 찾아갑니다.
4. 신고할 때는 절대 혼자 하지 않습니다.
5. 내 마음을 위로하고 꼭 안아줍니다.

16

질 입구 주름(처녀막)의 진실

잠깐! 먼저, '처녀막'이라는 용어는 2021년부터 '질 입구 주름'으로 대체됐답니다. 국립국어원은 표준국어대사전에 '질 입구 주름'이란 단어를 표제어로 등록하는 동시에 '처녀막'의 뜻풀이를 '질 입구 주름의 전(前) 용어'라고 수정했어요. 처녀막에 대한 과거 표준국어대사전 뜻풀이는 '처녀의 질 구멍을 부분적으로 닫고 있는, 막으로 된 주름 또는 구멍이 난 막. 파열되면 재생이 되지 않는다'였습니다.

'질 입구 주름(처녀막)'은 무엇일까요. 여성 생식기의 내음부와 외음부 경계에 있는, 얇은 점막으로 된 타원형 구멍입니다. '막'이라고 해서 벽이나 커튼처럼 막혀 있다고 생각하기 쉬운데, 그렇지는 않아요. 막이 아니라 구멍이에요. 아주 연한 살굿빛을 띠며, 모양이나 크기도 사람마다 천차만별이죠. 평균 두께는 2~3mm로, 탄력성이 적어 외부 충격에 의해 쉽게 파열돼요.

사람들은 흔히 '처녀막'에 대해 첫 성관계, 즉 남성 성기의 첫 삽입에 의해 파열되는 것이라는 고정관념을 갖고 있는데 결코 그렇지 않아요. 성관계가 아니어도 승마나 자전거 타기 같은 강한 운동을 하다가 모양이 변형되거나 파열될 수 있습니다. 잘못된 자위행위 등으로도 파열될 수 있고요.

게다가 처녀막의 70%는 외부 충격으로 인해 파열되는 파열형이지만, 급성 파열이 아니면 통증과 열상, 출혈이 없을 수 있어요. 나머지 30%는 아예 출혈을 동반하지 않는다고 하고요. 어떤 여성은 수차례의 성관계를 해도 파열되지 않기도 하고, 심지어 찢어졌다가 다시 아물기도 합니다. 산부인과 연구 및 통계에서도 첫 성 경험에 출혈이 있는 여성은 50%도 안 된다고 해요.

출혈량도 살짝 피가 묻어나는 정도로 대체로 적고 바로 멈추기 때문에 인지하지 못할 수도 있어요. 어떤 여성은 출혈이 멈추지 않아 병원에서 치료를 받아야 하는 경우도 있고요. 물론 처녀막 파열 출혈은 아무리 심해도 보통 2~4일이면 멈춘답니다.

경험 많은 산부인과 의사도 '질 입구 주름(처녀막)'이 있는지 없는지와 손상 여부를 단번에 판단하기가 쉽지 않다고 합니다. 그러니 이걸로 순결 여부를 따진다는 것은 의학적으로 봤을 때도 근거가 없을뿐더러, 당사자로서는 너무나도 억울한 시대착오적 생각이 아닐 수 없어요. 2021년 국립국어원이 '처녀막'이라는 표현에 대해 "성관계와 아무 관련이 없음에도 여성 순결과 연관돼 사용돼 왔다"며 삭제한 까닭입니다.

피임약에 대한 오해

'피임약' 하면 흔히 '여성이 임신을 피하기 위해 성관계 전에 먹는 약'이라고 생각하기 쉽습니다. 하지만 실제로는 성관계와 관계없이 여성의 건강을 위해 처방받아 복용하는 경우가 훨씬 많아요. 즉 피임 목적 외에도 의학적 치료와 생리 조절의 수단으로 폭넓게 활용되는 것이죠.

피임약은 에스트로겐과 프로게스테론이라는 두 가지 여성호르몬이 일정하게 배합된 약이에요. 이 호르몬 조합은 배란을 억제하고 자궁내막을 얇게 만들어 임신을 막는 역할뿐 아니라 여성의 월경주기와 생식기 건강에도 다양한 영향을 줍니다.

첫 번째, **생리불순을 조절하기 위한 용도**로 사용됩니다. 생리주기가 들쭉날쭉하거나, 생리를 한 달에 두세 번씩 하거나, 몇 달간 생리를 하지 않는 여성의 경우, 호르몬 균형을 맞추기 위해 피임약을 처방받는 일이 많아요.

두 번째, **생리통과 월경전증후군(PMS)을 완화하기 위한 치료제**로 사용됩니다. 심한 복통, 메스꺼움, 우울감, 감정 기복, 피로감 등으로 일상생활이 어려운 여성들에게 피임약은 호르몬을 일정하게 유지해 증상을 완화시키는 약물치료 역할을 하죠.

세 번째, 여드름이나 다모증 등의 **피부 문제 치료**에도 사용됩니다. 일부 피임약에는 안드로겐(남성호르몬)의 작용을 억제하는 성분이 포함돼 있어 호르몬 불균형으로 생기는 여드름, 털 증가, 지루성 피부염 등의 치료에 도움을 줘요. 그래서 성관계 경험이 없는 청소년이나 미혼 여성도 피부 치료 목적으로 피임약을 복용하기도 합니다.

네 번째, **다낭성난소증후군(PCOS) 치료**에도 활용됩니다. 이 질환은 배란이 불규칙하거나 멈추는 등의 증상과 함께 여드름, 체모 증가, 체중 증가, 생리불순 등이 나타나요. 피임약을 통해 호르몬 균형을 맞추고 배란을 조절하는 치료가 시행됩니다.

이처럼 피임약은 단순히 피임만을 위한 약이 아니라, 여성의 호르몬 질환과 생리 관련 문제, 피부 문제까지 치료할 수 있는 약물입니다. 따라서 피임약을 먹는다고 해서 무조건 '피임 = 성관계'를 목적으로 한다고 단정지어서는 안 돼요. 오히려 많은 여성이 자신의 몸을 건강하게 관리하고 일상을 회복하기 위한 치료의 일환으로 복용하고 있으니까요.

　피임약은 피임 도구이자, 여성 건강을 위한 치료제입니다. 성관계를 기준으로 판단하기보다는 피임약이 여성의 삶에 어떤 도움을 줄 수 있는지를 이해하는 태도가 필요합니다.

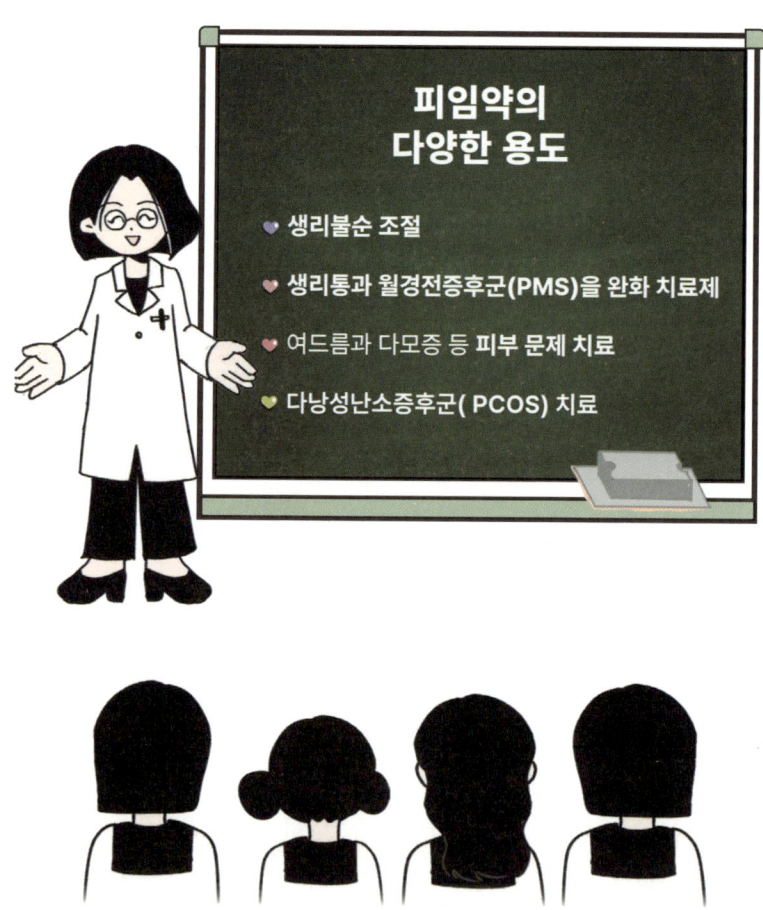

니 몸 알고 내 몸 알면

18

남자도 꼭 맞아야 하는 HPV 백신

자궁경부암 예방주사로 알려진 HPV 백신은 단순히 여성의 자궁경부암만을 예방하는 백신이 아니에요. 인유두종바이러스(HPV) 감염을 막아주는 백신으로, 여성뿐 아니라 남성도 반드시 접종을 고려해야 하는 중요한 예방접종입니다.

HPV는 성관계를 통해 쉽게 전파되는 바이러스예요. 여성에게는 자궁경부암, 외음부암, 질암의 원인이 되고, 남성에게는 생식기 사마귀(곤지름), 음경암, 항문암, 구강암, 후두암 등의 원인이 될 수 있어요.

즉 HPV는 남성과 여성 모두에게 암이나 감염성 질환을 유발할 수 있는 바이러스예요. 특히 남성의 경우 감염되더라도 자각 증상이 거의 없기 때문에 본인이 HPV 보균자인 줄 모른 채 파트너에게 전파할 수 있어요. 따라서 성생활을 시작하기 전이나 초기 단계에서 백신을 접종하는 것이 가장 효과적이에요.

현재 가장 널리 사용되는 HPV 백신은 9가 백신(가다실9)입니다.

이 백신은 HPV의 고위험 유형인 16번과 18번을 포함해 여러 유형을 동시에 예방할 수 있어요. 특히 16, 18번은 자궁경부암과 구강암의 주요 원인으로 알려져 있으며 예방이 매우 중요합니다.

세계보건기구(WHO), 미국질병통제예방센터(CDC), 대한산부인과학회 등 주요 보건기구들은 만 9세부터 26세까지의 남성과 여성 모두에게 HPV 백신 접종을 권장하고 있어요. 그 이후의 연령대에서도 위험 노출이 있는 경우에는 접종을 고려할 수 있고요.

또한 HPV는 동성 간 성 접촉을 통해서도 전파될 수 있어요. 특히 남성 간 성관계를 하는 사람들에게는 항문암 위험이 더 높아질 수 있다는 점도 중요합니다.

다시 강조하지만, 자궁경부암 예방주사는 결코 여성만을 위한 백신이 아니에요. 남녀 모두의 건강을 지키기 위한 예방접종이며, HPV에 의해 발생할 수 있는 다양한 질환으로부터 자신과 파트너를 보호할 수 있는 가장 현명한 선택입니다.

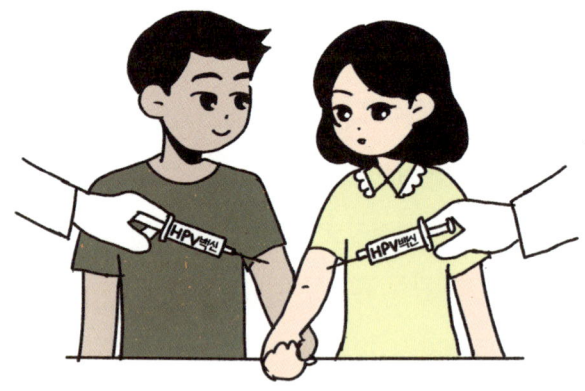

19

'성적 쾌감' 올바로 알기

'성행위 시 느낄 수 있는 쾌감'을 성적 쾌락이라고 합니다. 성적 쾌락은 단순히 성적 자극에 따른 기분 좋은 반응이 아니라 신경계, 근육, 호르몬이 함께 작용하는 복합적 생리 반응이에요.

성적 흥분이 일정 수준에 도달하면 뇌는 쾌감 호르몬을 분비하고, 몸은 그에 반응해 다양한 신체적 변화가 일어나요. 여성의 경우 성적 쾌락이 최고조에 이르면 질과 자궁, 골반저근 등이 리드미컬하게 수축하며, 이때 분비되는 옥시토신과 엔도르핀이 뇌와 몸에 안정감과 행복감을 전달해 줘요. 이런 작용은 뇌의 보상회로와도 연결돼 쾌락을 느낀 후 기분이 좋아지고 마음이 편안해질 수 있습니다.

여성은 남성에 비해 성적 쾌락에 도달하는 방식이 훨씬 다양해요. 클리토리스(음핵) 자극, 질 내 자극뿐 아니라 심리적 친밀감, 상상이나 감정적 몰입을 통해서도 그 감정에 이를 수 있어요. 따라서 성관계에서만 일어나는 게 아니라 자위행위나 감각적 상상, 혹은 깊은 감정적 연결을 통해서도 충분히 경험할 수 있습니다.

여성의 성적 쾌락은 개인차가 매우 크고, 느끼는 방식이나 표현도 모두 달라요. 중요한 것은 정해진 기준이나 방법이 아니라 자기 몸의 리듬에 귀 기울이면서 안전하고 존중받는 환경에서 경험하는 성 반응이라는 점입니다. 결국 성적 쾌락은 몸과 뇌가 협력해 만들어낸 자연스럽고 건강한 생리 반응이에요.

사람에 따라서는 성적 쾌락을 전혀 경험하지 못할 수도 있어요. 신체나 정신적으로 문제가 있는 것이 전혀 아니니 걱정하지 않아도 돼요.

그런데 어른들이 왜 10대~20대 초중반에 성적 쾌락을 알게 되는 것을 꺼릴까요? 바로 이 시기가 미래를 위한 성장의 시기이기 때문입니다. 성적 쾌락을 '느끼는 것' 자체가 공부 능력을 떨어뜨리는 것은 아니지만, 성적 자극에 과도하게 몰입하거나 집착하게 되면 집중력, 동기, 시간 관리에 영향을 줄 수 있거든요.

물론 성적 쾌락은 뇌의 보상회로(도파민 시스템)를 자극해 기분을 좋게 만들고 긴장을 완화하는 기능도 있어요. 하지만 쾌감이 강력하게 각인되면 즉각적 보상에 익숙해지고, 장기적 노력(예 : 학습)은 상대적으로 지루하고 귀찮게 느껴질 수 있어요. 뇌가 '성적 자극 → 쾌감 → 스트레스 해소'라는 패턴에 길들면 자위나 성적 상상에 너무 많은 시간을 쓰게 되면서 공부, 수면, 운동 시간이 줄어들고 생활 리듬이 무너지면서 뇌의 효율성도 떨어질 수 있어요.

무엇보다도 성적 쾌감은 몸이 완전히 성숙하는 20대 중반 이후, 특히 출산 후에 훨씬 더 강하게 느껴질 수 있습니다. 출산하게 되면 아기를 밀어내기 위해 골반저근이 늘어납니다. 출산 후 이 근육이 회복되고 강화되면 성관계 시 질 내부의 수축이 더 강하게 느껴질 수 있거든요. 물론 근육 회복이 미흡하면 감각이 둔해지거나 덜 민감하게 느껴질 수도 있지만요.

마약이나 약물이 진짜 위험한 이유

마약이나 환각성 약물은 처음엔 달콤한 유혹처럼 다가옵니다. 친구의 권유나 이런저런 경로를 통해 처음 접했을 때, 잠깐의 호기심이나 새로운 경험을 해보고 싶다는 생각에 마음의 문을 열지도 모릅니다. 하지만 그 문 너머에 기다리고 있는 건 자유가 아니라 족쇄일 뿐이란 걸 반드시 알아야 합니다.

마약이나 약물은 처음엔 뇌의 보상회로를 흔들어 도파민이라는 행복 신호를 억지로 쏟아냅니다. 순간의 쾌감은 강렬하지요. 하지만 투약이 반복될수록 뇌는 점점 스스로 행복을 만들지 못하는 상태로 변해요. 결국 스스로 힘으로는 웃을 수도, 즐길 수도 없는 몸과 마음이 되어버려요.

이 파괴는 눈에 보이는 행동에서만 나타나는 게 아니에요. 집중력과 기억력은 점점 흐려지고, 감정은 불안정해지며, 인간관계는 삐걱거리게 됩니다. 사랑하는 사람을 온전히 사랑하지 못하는 사람이 될 수 있는 거죠.

더 나아가 생식기능에도 영향을 줘요. 약물마다 작용은 다르지만 공통점이 있어요. 결국 정자와 난자 같은 생식세포, 뇌하수체와 호르몬 회로까지 손상돼 미래의 건강과 생명을 위협받게 된다는 거예요.

특히 여성의 난자는 약물에 의한 산화 스트레스와 미토콘드리아 손상에 매우 민감해요. 배란이 되더라도 염색체 분열 오류가 발생하기 쉬워 수정 후 유산으로 이어지기도 해요. 남성의 정자도 예외는 아니에요. 정자의 수와 운동성이 떨어지는 것은 물론, DNA 단편화나 기형률이 증가할 수 있어요. 겉으로는 정상이지만 안에서는 생식력의 본질이 무너지고 있는 경우도 많아요.

게다가 아직 태어나지 않은 생명에게까지 그림자를 드리울 수 있어요. 마약이나 약물 성분이 태반을 통과해 태아의 중추신경계, 뇌, 심장에 영향을 미칠 수 있거든요. 마약이나 약물에 노출된 채 자궁에서 성장한 아이는 출생 직후부터 금단 증상을 겪거나, 성장 후 주의력 결핍, 정서불안, 학습장애, 감정 조절 문제를 겪는 경우도 적지 않아요.

무엇보다 무서운 건, 마약이나 약물은 끊기도 어려울뿐더러 끊는다고 해도 몸과 마음이 다시 원래대로 돌아가기 힘들다는 거예요. 회복이 결코 쉽지 않고 손상도 오래 남아요. 술이나 담배와는 비교할 수 없을 만큼 강력하게 몸과 뇌를 바꾸어버리니까요.

청소년 시기는 미래가 활짝 열려 있는 시기입니다. 새로운 것을 배우고, 친구를 사귀고, 꿈을 설계하는 시기이지요. 그런데 마약은 그 모든 가능성을 한순간에 앗아가 버릴 수 있어요. 짧은 쾌락과 호기심이 평생의 후회로 바뀌는 것, 그게 바로 마약의 정체입니다.

혹시 힘들어서, 답답해서, 외로워서 마약의 유혹에 빠지려 한다면 꼭 기억하세요. 그 순간을 이겨내는 다른 길이 있어요. 음악을 듣거나, 친구와 이야기를 나누거나, 운동으로 땀을 흘리는 것만으로도 뇌는 충분히 행복 신호를 보낼 수 있어요. 뇌는 원래 스스로 회복할 힘을 가진 기관이거든요.

여러분에게 꼭 전하고 싶습니다. "마약은 자유를 주는 게 아니라, 자유를 빼앗아 가는 족쇄"라고요. 당신의 뇌, 당신의 몸, 그리고 당신의 미래는 소중해요. 마약은 그 모든 것을 훔쳐가려는 도둑일 뿐이에요. 그러니 오늘의 작은 결심 하나가, 내일의 무한한 가능성을 지킬 수 있다는 걸 잊지 말길 바랍니다.

니 몸 알고 내 몸 알면

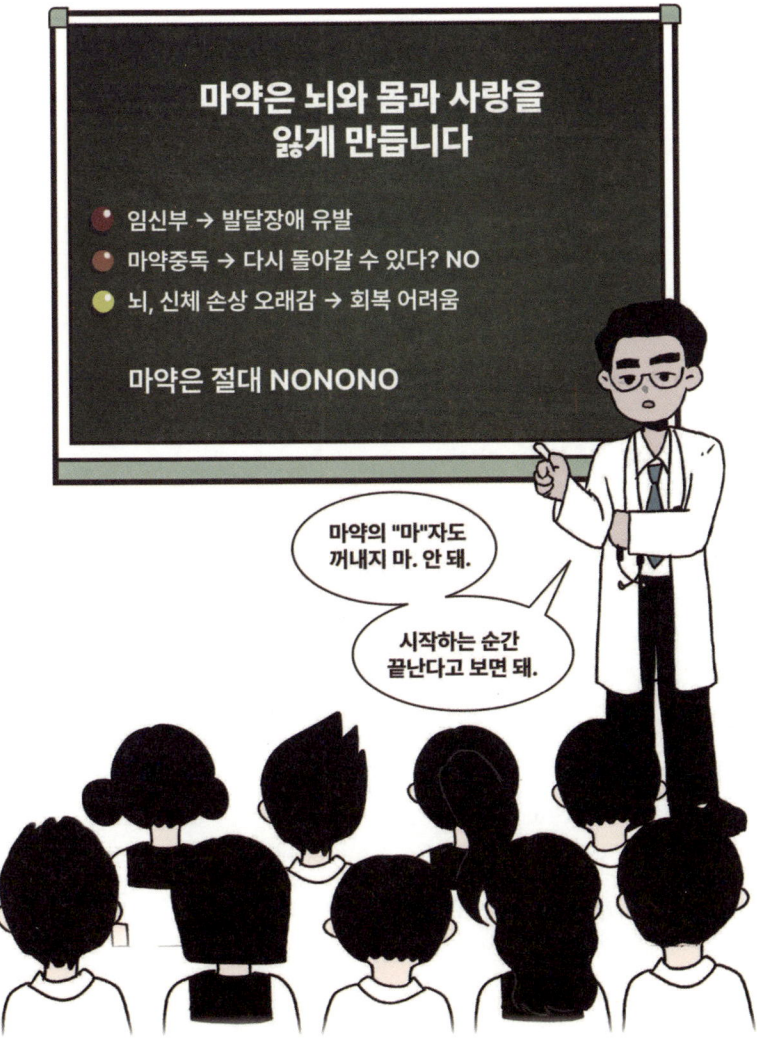

고능 性 탐구

니몸 알고 내몸 알면

발행   2025년 11월 25일

지은이   서주태 · 문경용 · 이승주
편집   신옥진
교열   황금희
디자인   선우디자인
일러스트   윤지희

발행처   희망마루
출판등록   2021년 6월 21일 (제2021-000061호)
주소   서울 서대문구 충정로53 유원골든타워 1504호
전화   02-912-3002
팩스   02-3147-1007
이메일   heemangmaru@naver.com
인쇄   삼덕정판사

ISBN   979-11-975167-4-0 (43510)

가격   16,000원